SAÚDE DO ADULTO

Raciocínio clínico relacionado ao cuidado de enfermagem a pacientes em estado crítico

MARCELO PARADISO MARINOVIC

SAÚDE DO ADULTO

Raciocínio clínico relacionado ao cuidado de enfermagem a pacientes em estado crítico

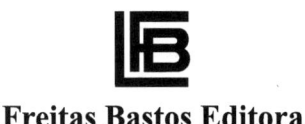

Freitas Bastos Editora

Copyright © 2023 by Marcelo Paradiso Marinovi.

Todos os direitos reservados e protegidos pela Lei 9.610, de 19.2.1998. É proibida a reprodução total ou parcial, por quaisquer meios, bem como a produção de apostilas, sem autorização prévia, por escrito, da Editora. Direitos exclusivos da edição e distribuição em língua portuguesa:

Maria Augusta Delgado Livraria, Distribuidora e Editora

Editor: Isaac D. Abulafia
Diagramação e Capa: Madalena Araújo

Dados Internacionais de Catalogação na Publicação (CIP) de acordo com ISBD

M339s	Marinovic, Marcelo Paradiso
	Saúde do Adulto: raciocínio clínico relacionado ao cuidado de enfermagem a pacientes em estado crítico / Marcelo Paradiso Marinovic. - Rio de Janeiro, RJ : Freitas Bastos, 2023.
	244 p. : 15,5cm x 23cm.
	ISBN: 978-65-5675-240-2
	1. Medicina. 2. Saúde. 3. Saúde do Adulto. I. Boer, Rodrigo Guedes. II. Título.
2022-3950	CDD 610 / CDU 61

Elaborado por Vagner Rodolfo da Silva - CRB-8/9410

Índice para catálogo sistemático:
1. Medicina 610
2. Medicina 61

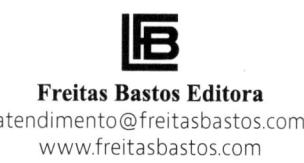

Freitas Bastos Editora
atendimento@freitasbastos.com
www.freitasbastos.com

LISTA DE FIGURAS

Figura 1: Mapa mental da organização do sistema nervoso central (SNC) e os mecanismos de comunicação neuronal. 26

Figura 2: Mapa mental da organização morfofuncional do sistema cardíaco, vias de condução elétrica e ciclo cardíaco. 68

Figura 3: Mapa mental das variáveis que envolvem a dinâmica do fluxo sanguíneo venoso e arterial. 72

Figura 4: Mapa mental das vias (local, central e humoral) de regulação do fluxo sanguíneo. 76

Figura 5: Mapa mental das variáveis (elasticidade, resistência e trabalho) da mecânica respiratória. 115

Figura 6: Mapa mental das vias (centrais e periféricas) de regulação amplitude e frequência respiratória (FC). 120

Figura 7: Mapa mental da mecânica do trato gastrointestinal (TGI). 161

Figura 8: Mapa mental das vias secretórias do TGI. 164

Figura 9: Mapa mental das forças (hidrostáticas e coloidosmóticas) que controlam a taxa de filtração glomerular (FG). 202

Figura 10: Mapa mental dos mecanismos envolvidos na reabsorção secreção e excreção tubular renal. 206

SUMÁRIO

13 INTRODUÇÃO
- 13 ATUAÇÃO DO ENFERMEIRO NA UNIDADE DE TERAPIA INTENSIVA (UTI)
- 15 CONCEITO DE RACIOCÍNIO CLÍNICO
- 16 RACIOCÍNIO CLÍNICO NA PRÁTICA DE ENFERMAGEM

SESSÃO 1
SISTEMA NERVOSO CENTRAL (SNC)

21 CAPÍTULO 1 – FISIOLOGIA DO SNC
- 21 COMUNICAÇÃO NEURONAL
- 27 REGULAÇÃO MOTORA E COGNITIVA

31 CAPÍTULO 2 – GUILLAIN-BARRÉ
- 31 CASO CLÍNICO – GUILLAIN-BARRÉ (SBG)
- 33 FISIOPATOLOGIA DA SÍNDROME DE SBG
- 34 ATUAÇÃO DO ENFERMEIRO NO TRATAMENTO DA SÍNDROME DE GUILLAIN-BARRÉ
- 37 ANÁLISE DO CASO CLÍNICO
- 38 DIAGNÓSTICOS DE ENFERMAGEM

43 CAPITULO 3 – EDEMA CEREBRAL
- 43 CASO CLÍNICO – EDEMA CEREBRAL
- 44 FISIOPATOLOGIA DO EDEMA CEREBRAL
- 46 ATUAÇÃO DO ENFERMEIRO NO TRATAMENTO DO EDEMA CEREBRAL
- 49 ANÁLISE DO CASO CLÍNICO
- 50 DIAGNÓSTICO DE ENFERMAGEM

53 CAPÍTULO 4 – ACIDENTE VASCULAR ENCEFÁLICO (AVE)
- 53 CASO CLÍNICO – AVE
- 54 FISIOPATOLOGIA DO AVEi
- 56 ATUAÇÃO DO ENFERMEIRO NO TRATAMENTO DO AVEi
- 58 ANÁLISE DO CASO CLÍNICO
- 59 DIAGNÓSTICOS DE ENFERMAGEM

SESSÃO 2
SISTEMA CARDIOVASCULAR

65 CAPÍTULO 5 – FISIOLOGIA DO SISTEMA CARDIOVASCULAR
- 65 ORGANIZAÇÃO FUNCIONAL
- 69 REGULAÇÃO PERIFÉRICA DO FLUXO SANGUÍNEO
- 73 REGULAÇÃO LOCAL, HORMONAL E CENTRAL DO FLUXO SANGUÍNEO
- 77 DÉBITO CARDÍACO

81 CAPÍTULO 6 – INSUFICIÊNCIA CARDÍACA (IC)
- 81 CASO CLÍNICO – IC
- 82 FISIOPATOLOGIA DA INSUFICIÊNCIA CARDÍACA
- 84 ATUAÇÃO DO ENFERMEIRO NO TRATAMENTO DA IC
- 87 ANÁLISE DO CASO CLÍNICO
- 88 DIAGNÓSTICO DE ENFERMAGEM

91 CAPÍTULO 7 – EXTRASSÍSTOLE VENTRICULAR
- 91 CASO CLÍNICO – EXTRASSÍSTOLE VENTRICULAR
- 92 FISIOPATOLOGIA DA EXTRASSÍSTOLE VENTRICULAR
- 93 ATUAÇÃO DO ENFERMEIRO NO TRATAMENTO DA EXTRASSÍSTOLE VENTRICULAR
- 95 ANÁLISE DO CASO CLÍNICO
- 96 DIAGNÓSTICO DE ENFERMAGEM

99 CAPÍTULO 8 – ENDOCARDITE
- 99 CASO CLÍNICO – ENDOCARDITE
- 100 FISIOPATOLOGIA DA ENDOCARDITE
- 102 ATUAÇÃO DO ENFERMEIRO NO TRATAMENTO DA ENDOCARDITE
- 104 ANÁLISE DO CASO
- 105 DIAGNÓSTICO DE ENFERMAGEM

SESSÃO 3
SISTEMA RESPIRATÓRIO

111 CAPÍTULO 9 – FISIOLOGIA DO SISTEMA RESPIRATÓRIO
- 113 MECÂNICA RESPIRATÓRIA
- 116 CAPACIDADES PULMONARES E A RELAÇÃO VENTILAÇÃO/PERFUSÃO (V/Q)
- 118 REGULAÇÃO DA MECÂNICA RESPIRATÓRIA

123 CAPÍTULO 10 – PNEUMONIA ASSOCIADA À INFECÇÃO POR TUBERCULOSE
- 123 CASO CLÍNICO – PNEUMONIA ASSOCIADA À INFECÇÃO POR TUBERCULOSE
- 124 FISIOPATOLOGIA DA PNEUMONIA INDUZIDA POR TUBERCULOSE
- 127 ATUAÇÃO DO ENFERMEIRO NO TRATAMENTO DA PNEUMONIA CAUSADA PELA TUBERCULOSE
- 130 ANÁLISE DO CASO CLÍNICO
- 131 DIAGNÓSTICOS DE ENFERMAGEM

135 CAPÍTULO 11 – EDEMA AGUDO DE PULMÃO (EAP)
- 135 CASO CLÍNICO – EAP
- 136 FISIOPATOLOGIA DO EAP
- 137 ATUAÇÃO DO ENFERMEIRO NO TRATAMENTO DO EAP
- 138 ANÁLISE DO CASO CLÍNICO
- 139 DIAGNÓSTICOS DE ENFERMAGEM

143 CAPÍTULO 12 – DERRAME PLEURAL (DP)
- 143 CASO CLÍNICO – DP
- 144 FISIOPATOLOGIA DO DP
- 146 ATUAÇÃO DO ENFERMEIRO NO TRATAMENTO DO DP
- 147 ANÁLISE DO CASO CLÍNICO
- 148 DIAGNÓSTICOS DE ENFERMAGEM

SESSÃO 4
TRATO GASTROINTESTINAL (TGI)

155 CAPÍTULO 13 – FISIOLOGIA DO TGI
- 155 ORGANIZAÇÃO FUNCIONAL
- 157 MECÂNICA DO TGI
- 162 PROCESSOS DIGESTIVOS NO TGI

167 CAPÍTULO 14 – DOENÇA DE CROHN (DC)
- 167 CASO CLÍNICO – DC
- 168 FISIOPATOLOGIA DA DC
- 170 ATUAÇÃO DO ENFERMEIRO NO TRATAMENTO DA DC
- 171 ANÁLISE DO CASO CLÍNICO
- 173 DIAGNÓSTICOS DE ENFERMAGEM

177 CAPÍTULO 15 – INSUFICIÊNCIA HEPÁTICA
- 177 CASO CLÍNICO – INSUFICIÊNCIA HEPÁTICA
- 179 FISIOPATOLOGIA INSUFICIÊNCIA HEPÁTICA
- 181 ATUAÇÃO DO ENFERMEIRO NO TRATAMENTO DA IPA
- 182 ANÁLISE DO CASO CLÍNICO
- 183 DIAGNÓSTICO DE ENFERMAGEM

187 CAPÍTULO 16 – ÚLCERA PÉPTICA
- 187 CASO CLÍNICO – ÚLCERA PÉPTICA
- 188 FISIOPATOLOGIA DA ÚLCERA PÉPTICA
- 190 TRATAMENTO DE ÚLCERA PÉPTICA E O PAPEL DO ENFERMEIRO
- 191 ANÁLISE DO CASO CLÍNICO
- 192 DIAGNÓSTICO DE ENFERMAGEM

SESSÃO 5
SISTEMA RENAL

197 CAPÍTULO 17 – FISIOLOGIA DO SISTEMA RENAL
- 197 ORGANIZAÇÃO FUNCIONAL DO SISTEMA RENAL
- 199 FILTRAÇÃO GLOMERULAR
- 203 REABSORÇÃO, SECREÇÃO E EXCREÇÃO TUBULAR

209 CAPÍTULO 18 – INFECÇÃO RENAL AGUDA (IRA)
- 209 CASO CLÍNICO – IRA
- 210 FISIOPATOLOGIA DA IRA
- 213 TRATAMENTO DA IRA E O PAPEL DO ENFERMEIRO
- 215 ANÁLISE DO CASO CLÍNICO IRA
- 216 DIAGNÓSTICO DE ENFERMAGEM

221 CAPÍTULO 19 – OBSTRUÇÃO VESICAL
- 221 CASO CLÍNICO – OBSTRUÇÃO VESICAL
- 223 FISIOPATOLOGIA DA OBSTRUÇÃO VESICAL
- 225 TRATAMENTO DA OBSTRUÇÃO VESICAL E PAPEL DO ENFERMEIRO
- 227 ANÁLISE DO CASO CLÍNICO OBSTRUÇÃO RENAL
- 228 DIAGNÓSTICO DE ENFERMAGEM

231 CAPÍTULO 20 – SEPSE DE FOCO URINÁRIO
- 231 CASO CLÍNICO – SEPSE DE FOCO URINÁRIO
- 233 FISIOPATOLOGIA DA SEPSE DE FOCO URINÁRIO
- 235 TRATAMENTO DA SEPSE DE FOCO URINÁRIO E O PAPEL DO ENFERMEIRO
- 238 ANÁLISE DO CASO CLÍNICO SEPSE DE FOCO URINÁRIO
- 240 DIAGNÓSTICO DE ENFERMAGEM

INTRODUÇÃO

ATUAÇÃO DO ENFERMEIRO NA UNIDADE DE TERAPIA INTENSIVA (UTI)

A UTI é um setor direcionado para o tratamento de pacientes que apresentam um quadro grave, porém reversível. O conceito desta unidade foi criado durante a guerra da Crimeia, um conflito que ocorreu em 1854, na península da Crimeia. Durante este conflito, Florence Nightingale, fundadora da enfermagem moderna, observou que a disposição dos pacientes em estado grave em locais com maior disponibilidade de funcionários estava diretamente relacionada com a diminuição da mortalidade e redução do período de internação (BRAGA, 2019).

Uma das principais características da UTI é a aplicação de uma ampla diversidade tecnológica para o cuidado do paciente com equipamentos que podem ser classificados como tecnologia leve, leve/dura e duras. As tecnologias leves envolvem as interações interpessoais e as relações de liderança. O enfermeiro neste cenário atua através da integração entre as diferentes áreas do cuidar (médicos, fisioterapeutas, nutricionistas, psicólogos, assistentes sociais entre outros). É importante destacar neste ponto que o enfermeiro, por atuar diretamente com o paciente durante 24 horas, deverá exercer um papel integrativo dentro da equipe multidisciplinar.

As tecnologias leve/dura envolvem o conhecimento das disciplinas que regem o cuidado clínico, como, por exemplo, cardiologia, nefrologia, clínica médica, odontologia, fisioterapia entre outros. Neste ponto o enfermeiro atua como educador da equipe de enfermagem através da realização de reuniões científicas, orientações e *"brainstorm"* sobre questões que envolvem o dia a dia dentro da UTI. O enfermeiro como líder de equipe devera assumir seu papel como referência de conhecimento e representar uma fonte de consulta confiável a equipe. Estes aspectos não significam que o enfermeiro deve ser o inflexível, mas terá a responsabilidade de atuar ativamente na busca pelo conhecimento através da realização de "*feedback*" e esclarecimentos para a equipe quando solicitado (BRAGA, 2019).

Por fim as tecnologias duras envolvem de fato a maquinaria que compõem o ambiente de UTI (monitores, ventiladores entre outros). Este tipo de tecnologia pode afastar a equipe do paciente devido ao grau de atenção que este tipo de terapia exige do enfermeiro. No entanto, saber balancear o uso da tecnologia sem esquecer o cuidado interpessoal do paciente é o segredo para uma prática assistencial completa. O enfermeiro exibir um conhecimento profundo sobre a correta utilização e interpretação dos sinais enviados pelo equipamento, garantindo assim, o cuidado intensivo adequado (OUCHI, 2018).

No entanto, a diversidade tecnológica, aliada a sobrecarga de trabalho, dimensionamento inadequado, falta de empatia por parte da equipe e questões psicossociais do paciente favorecem a mecanização do cuidado. Outro fator importante, que pode afetar o cuidado ao paciente crítico é a medicina praticada com foco na biologia dos processos de saúde/doença. Este tipo de tratamento distancia os profissionais de enfermagem do paciente devido à tratativa do paciente pelo número do leito ou pela patologia (BRAGA, 2019).

Diante destes desafios, o enfermeiro deverá atuar de forma próxima exercendo um cuidado integral, atentando a necessidades do paciente, sabendo identificar que cada paciente, seja por peculiaridades religiosas ou mesmo a experiências vividas apresentará uma demanda única e exclusiva. O entendimento destes detalhes e a personalização do cuidado favorecerão a recuperação da enfermidade (BRAGA, 2019; OUCHI, 2018).

Além destes aspectos, o cuidado de enfermagem, dentro da UTI, exige dos profissionais, um alto grau de conhecimento teórico-científico para atuar frente a possíveis complicações que podem ocorrer a qualquer momento da internação. A realização de treinamentos e protocolos unifica o cuidado diminuindo a prática de procedimentos que podem, de alguma forma, oferecer algum risco ao paciente. No entanto, é imprescindível a exigência do entendimento dos processos fisiopatológicos que envolvem dos protocolos assistenciais. Este tipo de conhecimento garantirá a adesão e a aplicação dos protocolos sem desvios de qualidade, aumentando a segurança do paciente (BRAGA, 2019; OUCHI, 2018).

Diante disto podemos afirmar que o enfermeiro deverá manter constante reciclagem dos seus conhecimentos, no que concerne a atualização dos aspectos fisiopatológicos, assim como as novas estratégias terapêuticas. Pois na UTI este profissional será exigido a praticar o raciocínio clínico diariamente e a incapacidade de atuar desta maneira pode colocar em risco todo o funcionamento da equipe multidisciplinar (BRAGA, 2019; OUCHI, 2018).

CONCEITO DE RACIOCÍNIO CLÍNICO

O raciocínio clínico é definido como o ato de pensar com competência sendo esta capacidade construída desde os primeiros anos do desenvolvimento de um indivíduo (infância). Tem como principais integrantes o concebimento, o julgamento e o raciocínio. O concebimento se trata da formação do conhecimento e a capacidade de sedimentar as ideias relacionadas a um objeto ou uma circunstância. O julgamento, por sua vez, é a capacidade de questionar, adotar uma opinião própria ou até mesmo a discussão sobre as diversidades de um ou mais conceitos. Por fim, a conclusão é a capacidade de chegar a uma decisão final após análise de diferentes conceitos (QUARESMA, 2019; SILVA 2007).

O conceito de raciocínio clínico nasceu com o psicólogo cognitivo Peter Cathcart Wason que descreveu pela primeira vez a teoria do processo *Dual*, que vêm sendo desenvolvida nos dias de hoje pelo israelense Daniel Kahneman. A teoria do processo Dual, prevê que o raciocínio clínico é dividido em dois sistemas, o sistema 1, denominado não-analítico ou intuitivo e o sistema 2 denominado analítico (QUARESMA, 2019; SILVA 2007).

O sistema não-analítico indica que as decisões são tomadas a partir de reconhecimento de padrões e estímulos previamente conhecidos pelo individuo, sem que haja ponderamento sobre o tema. Este tipo de sistema é muito comum em enfermeiros com grande experiência prática em suas áreas de atuação. É caracterizado por estar presente na maior parte do tempo dentro de uma unidade, não exige alta capacidade cognitiva, porém apresenta uma probabilidade de erros maior devido ao engessamento dos processos. É bem exemplificado quando o cuidado é cercado de protocolos onde o olhar às peculiaridades se perde e as exceções às regras pré-definidas são colocadas de lado. Muitas vezes o sistema não analítico precede o analítico quando uma determinada situação é reconhecida pelo profissional de enfermagem recebe um estímulo que não é conhecido, sendo assim, há o engajamento profundo da questão. Neste momento já estamos abordando o sistema analítico (QUARESMA, 2019; SILVA 2007).

O sistema analítico, por sua vez, exige que as decisões sejam analisadas e as variáveis ponderadas, para que somente depois a decisão seja tomada. Este processo é característico de enfermeiros recém-formados que não reconhecem os padrões pela falta de experiência, sendo assim, há o apego aos dados teóricos. Caracteristicamente é um processo que exige capacidade cognitiva bem desenvolvida e um processo com alto gasto energético. Como neste caso, o enfermeiro, de fato, analisa o contexto do evento, para então agir, é um processo que expõem o paciente a menor risco de iatrogenias (QUARESMA, 2019; SILVA 2007).

RACIOCÍNIO CLÍNICO NA PRÁTICA DE ENFERMAGEM

Para que o enfermeiro venha a praticar o raciocínio clínico, o mesmo deverá desenvolver algumas habilidades como, por exemplo, habilidades cognitivas, comportamentais e hábitos da mente que possibilitarão exercer essa forma de pensamento. As habilidades cognitivas, como a análise, aplicação de padrões, discernimento, busca de informações e interpretação são qualidades que poucas pessoas possuem de forma espontânea. Na esmagadora maioria dos casos, estas habilidades são adquiridas com estudo, prática e avaliação do que foi exposto, para se certificar que a orientação foi absorvida e será devidamente aplicada (QUARESMA, 2019; SILVA 2007).

As habilidades comportamentais como autoconfiança, investigação, mente aberta e sistematização se adquirem com a exposição do indivíduo a circunstâncias em que o mesmo deverá expor suas ideias a outras pessoas. A capacidade de se colocar perante uma plateia e defender uma teoria com a interposição de conceitos torna o enfermeiro mais confiante de suas capacidades. E assim sendo, havendo dúvida ou discordância por parte da equipe caberá ao líder defender a ideia inicial ou ter a confiança de reconhecer um ponto importante que o mesmo não havia considerado (QUARESMA, 2019; SILVA 2007).

Por fim os hábitos da mente, como, por exemplo, compreensão, criatividade, curiosidade, flexibilidade, integridade intelectual, intuição e perseverança demonstram que uma mente bem treinada e aberta, pode apresentar maior ou menor dificuldade para a implementação do raciocínio clínico (QUARESMA, 2019; SILVA 2007).

A realização do raciocínio clínico também apresenta diferentes estratégias para que seja aplicado de forma coerente, são eles, raciocínio indutivo ou comparação, análise de decisão, hipotético-dedutivo e método de exaustão. É importante destacar que não há estratégia mais ou menos eficiente e sim a afinidade de cada profissional em aplicá-las. O raciocínio indutivo trata-se da definição de padrões dentro dos quais diferentes condições patológicas podem se classificar. A análise de decisão utiliza algoritmos para direcionar a tomada de decisão, o hipotético-dedutivo atua através da geração de hipóteses preliminarmente e cruzamento de informações para validá-las ou refutá-las. E por fim o método de exaustão cruza os dados clínicos obtidos durante o histórico de enfermagem com os sinais clínicos do paciente excluindo as possibilidades que não se enquadrem no caso. Independentemente do caminho a ser escolhido pelo enfermeiro para a aplicação do raciocínio clínico, deverá haver, um acervo de informações a fim de embasar o uso da metodologia (QUARESMA, 2019; SILVA 2007).

Na atuação do enfermeiro na UTI, as habilidades garantirão que o enfermeiro seja capaz de aplicar qualquer um das quatro estratégias para se realizar o raciocínio clínico, para que, junto à equipe multidisciplinar possam analisar os sinais apresentados pelos pacientes, julgando as características e, por fim, chegar a um diagnóstico (QUARESMA, 2019; SILVA 2007).

Com base no que foi exposto até aqui, esta obra tem como principal objetivo demonstrar uma estratégia para exercitar o raciocínio clínico pelo enfermeiro dentro da UTI. Cada patologia descrita contém uma revisão fisiológica com os termos básicos que farão com que o leitor possa compreender os estudos de caso. Após a descrição do estudo de caso, teremos uma revisão da fisiopatologia da doença em questão, seguido do tratamento desta condição e onde o enfermeiro intensivista está inserido neste processo. Após esta etapa cada caso clínico será rapidamente discutido de acordo com a ótica do autor e por fim os diagnósticos de enfermagem serão expostos. É importante dizer aqui que tanto os capítulos referentes à análise e diagnósticos de enfermagem dos casos clínicos em questão não são conceitos engessados e sim a demonstração do raciocínio clínico do autor.

REFERÊNCIAS

BRAGA, AL. O enfermeiro de unidade de tratamento intensivo: refletindo sobre seu papel. 2019. Disponível em: file:///C:/Users/LFUTIA/Downloads/19042010093459.pdf. Acesso em: 07/10/2022.

OUCHI, JD. LUPO APR. Alves BO. ANDRADE RV. FOGAÇA MB. O papel do enfermeiro na unidade de terapia intensiva diante de novas tecnologias em saúde. 2018. Disponível em: file:///C:/Users/LFUTIA/Downloads/054_O_PAPEL_DO_ENFERMEIRO_NA_UNIDADE_DE_TERAPIA_INTENSIVA.pdf. Acesso em: 07/10/2022.

QUARESMA, A. XAVIER, DM. CEZAR-VAZ, MR. Raciocínio clínico do enfermeiro: uma abordagem segundo a teoria do processo dual. Revista da enfermagem da universidade estadual do Rio de Janeiro (UERJ), 2019. Disponível em: file:///C:/Users/LFUTIA/Downloads/37862-143290-1-PB.pdf. Acesso em: 07/10/2022.

SILVA, GF. SANCHES, PG. CARVALHO, MDB. Refletindo sobre o cuidado de enfermagem em unidade de terapia intensiva. REME – Rev. Min. Enf., 2007. Disponível em: file:///C:/Users/LFUTIA/Downloads/v11n1a17.pdf. Acesso em: 07/10/2022.

SESSÃO 1
SISTEMA NERVOSO CENTRAL (SNC)

CAPÍTULO 1 – FISIOLOGIA DO SNC

COMUNICAÇÃO NEURONAL

O sistema nervoso central (SNC) é responsável pelo controle e regulação de todas as funções biológicas, somáticas ou autônomas do organismo. Podemos dividir o SNC em três diferentes níveis, o medular, o cerebelar e o cortical, cada um deles responsável pelo controle de diferentes funções orgânicas. O nível medular é responsável pelos movimentos da marcha, reflexos e pelo controle das secreções no trato gastrointestinal (TGI) e sistema urinário. O nível subcortical controla diversas respostas autônomicas como o controle da pressão arterial (PA), frequência respiratória (FR), equilíbrio, salivação, dor entre outros. Por fim o nível cortical é responsável pelo armazenamento de informações, também chamados de memória. É importante destacar que o nível cortical age em conjunto com os demais níveis, através de estímulos pré-condicionados favorecendo com que as respostas autônomicas ocorram de forma mais ágil e eficaz (BARBIN, 2018).

A unidade morfofuncional do SNC, responsável por conduzir estes mecanismos é o neurônio. Os neurônios são estruturas celulares, formados por dendritos, soma ou corpo e axônio e atuam através da transmissão de informação por meio de mecanismos eletroquímicos chamados sinapses (BARBIN, 2018).

Os neurônios, também denominados de fibras neuronais podem ser divididos em 2 tipos, as fibras do tipo A e as fibras do tipo C. As fibras do tipo A são caracteristicamente mielinizadas, a mielina trata-se de uma capa lipídica (sintetizada a partir do colesterol) que encobre o axônio neuronal isolando-o e acelerando a condução elétrica. Adicionalmente as fibras do tipo A podem ainda ser diferenciadas em tipo A alfa, A beta, A gama e A delta. Esta classificação ocorre em razão da estrutura física (espessura) do neurônio, sendo que o tipo A alfa é maior que a A beta que por sua vez é maior que a A gama que por fim é maior que a A delta. As diferenças na espessura neuronal definirão principalmente o quão rápido as informações (sinapses) são capazes de serem transportadas (GUYNTON, 2011).

As fibras do tipo C, por sua vez, não possuem bainha de mielina, e podem ser definidas como amielinizadas. Estas estruturas são encontradas na maior parte das vezes fora do SNC, os chamados neurônios pós-ganglionares, integrantes do sistema nervoso periférico (SNP) (GUYNTON, 2011).

As sinapses, como mencionado anteriormente, são os mecanismos responsáveis pela transmissão de informações. As sinapses podem ser divididas em químicas e elétricas e ocorrem através da interação de um neurônio pré-sináptico e uma célula pós-sináptica, que pode ser um neurônio ou qualquer outro tipo celular. As sinapses elétricas ocorrem através da interação física entre neurônios ou células periféricas. O impulso elétrico causado por uma despolarização, que se origina na célula pré-sináptica, atinge outras células através da proximidade física, também chamados de junções comunicantes (do inglês *gap junctions*). Este processo não envolve a liberação de neurotransmissores (SILVERTHORN, 2017).

As sinapses químicas, por sua vez, envolvem a liberação de neurotransmissores na fenda sináptica (espaço físico entre a célula pré e pós-sináptica), através da despolarização do neurônio pré-sináptico. Os neurotransmissores podem ser moléculas classificadas de acordo com o tamanho da molécula de baixo e de alto peso molecular, em outras palavras em moléculas pequenas e grandes, respectivamente. Os neurotransmissores de baixo peso molecular, como, por exemplo, a acetilcolina (ACTH), noradrenalina, serotonina, dopamina, glutamato, ácido gama aminobutírico (GABA) entre outros, são produzidos no terminal sináptico. Caracteristicamente estas moléculas pequenas atuam de forma rápida, devido à proximidade entre o seu local de síntese e a fenda sináptica. No entanto, a sinalização por meio destas moléculas ocorre de forma intensa e aguda tendo seu sessar em segundos após a interrupção da liberação do neurotransmissor (SILVERTHORN, 2017).

As moléculas neurotransmissoras de alto peso molecular, também conhecidas como neuropeptídios, são sintetizadas no corpo celular do neurônio e então transportadas pelo axônio até alcançar o terminal sináptico. As respostas causadas pela sinalização dos neuropeptídios, apesar de lentas em comparação com as moléculas de baixo peso molecular, são mantidas por mais tempo, sendo em alguns casos irreversíveis (TEIXEIRA, 2021).

A liberação de qualquer neurotransmissor, pela célula pré-sináptica, possibilita com que a molécula em questão atinja a fenda sináptica. Para que isto ocorra, é necessário que o neurônio pré-sináptico se despolarize através de um potencial de ação. O potencial de ação ocorre através da alteração na carga elétrica basal da membrana neuronal, este processo é causado através da entrada de íons sódio (Na^+) do meio extracelular para o meio intracelular. A captação de quantidades significativas de Na^+ faz com que o potencial de repouso celular, ou a carga elétrica da membrana do neurônio em repouso (-65mvolts) fique cada vez menos negativa até atingir a voltagem de -45mvolts, conhecida como limiar de disparo neuronal. Após alcançar o limiar de disparo, ocorre a ativação de canais de sódio sensíveis à voltagem presentes na membrana celular do neurônio pré-sináptico. A ativação destes canais faz com que haja a captação intracelular de grandes quantidades de íons Na^+ a favor de um gradiente de concentração. Como resultado, a carga do neurônio pré-sináptico torna-se positiva e neste momento podemos afirmar que a célula em questão está despolarizada (TEIXEIRA, 2021).

Neste momento canais de potássio (K^+) ativados e quantidades significativas deste íon saem da célula, também através de um gradiente de concentração. Como resultado deste evento o neurônio pré-sináptico retorna o seu potencial de membrana para níveis negativos próximos ao potencial de repouso da membrana. Este mecanismo é conhecido como repolarização e é responsável por reequilibrar os valores iônicos de Na^+ e K^+ no ambiente extra e intracelular. Além da abertura e fechamento de canais iônicos, uma proteína membrana conhecida como bomba Na^+/K^+ ATPase auxilia no reequilíbrio através do transporte iônico contra o gradiente de concentração (BARBIN, 2018; GUYNTON, 2011).

A diferença de 20mvolts entre o potencial de repouso e o limiar de disparo ocorre através de pequenos potenciais de ação que atingem o neurônio em questão. E estes potenciais podem ser classificados em potencial pós-sináptico excitatório (PPSE) e potencial pós-sináptico inibitório (PPSI) dependendo do estímulo e dos tipos de canais iônicos que são abertos frente a este estímulo (BARBIN, 2018; GUYNTON, 2011).

O PPSE age através da abertura de canais de Na⁺ e fechamento de canais de K⁺ e cloreto (Cl⁻). Este efeito faz com que o potencial de membrana neuronal fique mais positivo devido à entrada de Na⁺ (a favor de um gradiente de concentração de 142mEq extracelular para 14mEq intracelular). Por outro lado, o PPSI causa inibição da despolarização neuronal através da abertura de canais de K⁺ (a favor de um gradiente de concentração de 120mEq intracelular, para um gradiente de 4,5mEq extracelular) e Cl⁻. Este processo resulta na hiperpolarização neuronal, que é a manutenção do potencial de membrana em repouso com carga mais negativa (-75mvolts), retardando assim a despolarização do neurônio (GUYNTON, 2011; SILVERTHORN, 2017).

Como mencionado anteriormente, a despolarização neuronal ocorre quando o potencial de membrana atinge -45mvolts o que resulta em uma importante captação de Na⁺, levando o potencial de membrana para valores positivos. Este processo estimula a liberação de cálcio no ambiente intracelular que por sua vez favorece a liberação vesicular e liberação do neurotransmissor. Após a despolarização e a liberação do neurotransmissor na fenda sináptica, haverá a interação da molécula com a células pós-sináptica. Este processo ocorrerá através da interação física da molécula com estruturas proteicas conhecidas como receptores que estão inseridas na membrana da célula pós-sináptica. Estes receptores podem ser canais iônicos ou estarem associados a mecanismos de segundos mensageiros (proteína G). Os canais iônicos, como o próprio nome indica, permite a entrada de íons excitatório (Na⁺) ou inibitórios (K⁺ e Cl⁻) dependendo do estímulo. Por outro lado, os receptores associados a segundos mensageiros geram uma ativação através da liberação de peptídeos intracelulares que serão capazes de estimular ou a inibir a célula pós-sináptica dependendo do estímulo de origem. Além da sinalização química e elétrica, há estruturas proteicas que podem ser sensibilizadas por meio de deformação mecânica, alteração na temperatura e estímulos fotônicos (luz) (GUYNTON, 2011; SILVERTHORN, 2017).

Neste ponto é importante destacar que haja estimulação de células pós-sináptica, mais de um impulso pré-sinápticos pode ser necessário. Com base nisso, podemos definir diferentes tipos de potencial de ação como subliminar, liminar e supraliminar. Potenciais de ação subliminares são aqueles que não são capazes de induzir a despolarização da célula pós-sináptica, fazendo com que seja necessária a ocorrência da somação de mais de um impulso para que a célula alvo seja despolarizada. O processo de somação pode ser diferenciado em somação temporal e espacial, a somação temporal é a repetição de potenciais de ação em um determinado período de tempo, enquanto que a somação espacial é a soma de potenciais de ação em porções distintas do axônio ou do corpo de neurônio (BARBIN, 2018; TEIXEIRA, 2021).

Impulsos limiares por sua vez ocorrem quando um neurônio pré-sináptico pode estimular sozinho uma célula pós-sináptica. E, por fim, impulsos supraliminares são capazes de estimular uma célula pós-sináptica e ainda auxiliar na estimulação de outras células através de mecanismos de somação. Os mecanismos de comunicação neuronal são extensos e bem mais desafiadores de serem compreendidos. Sendo assim podemos observar na figura 1, um esquema que facilitará o entendimento dos aspectos básicos destes mecanismos que foram discutidos até este ponto (BARBIN, 2018; TEIXEIRA, 2021).

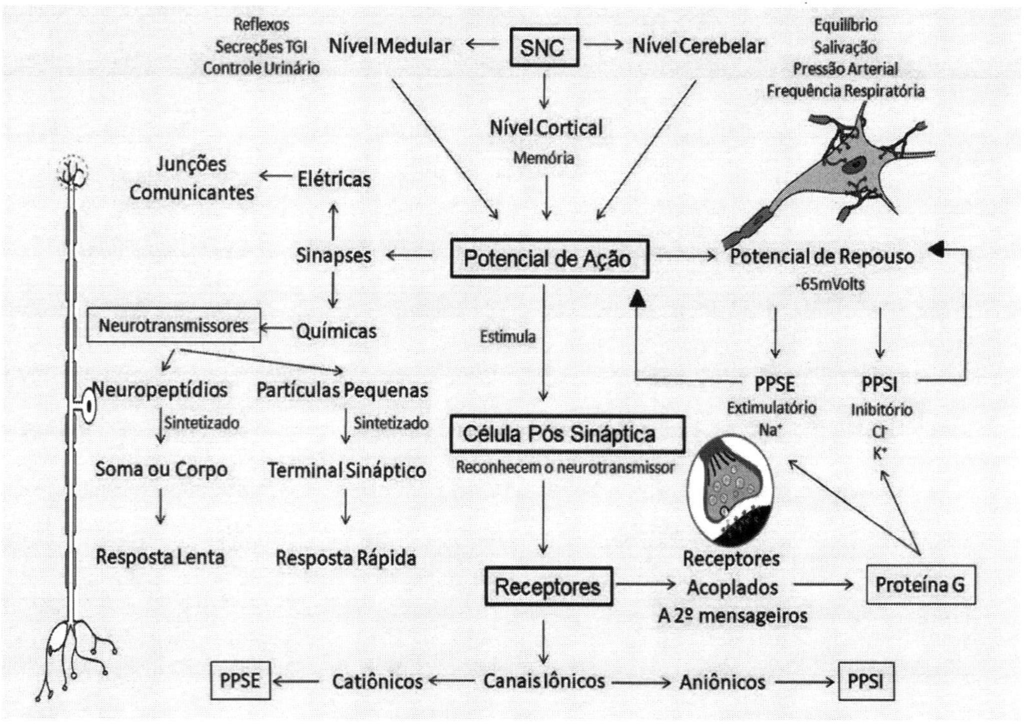

Figura 1: Mapa mental da organização do sistema nervoso central (SNC) e os mecanismos de comunicação neuronal.

O SNC é formado por 3 níveis, medular cerebelar e cortical. O nível cortical é responsável pelos reflexos pela regulação das secreções do TGI e pelo controle do esfíncter urinário, o nível cerebelar por sua vez, controla atividades autônomas enquanto que o nível cortical é responsável pela memória e pelo armazenamento de informações. Muitas vezes, o sistema cortical e cerebelar atuam integrados, e esta integração ocorre através da transmissão de informações através por meio de sinapse. As sinapses podem ser elétricas e químicas, as sinapses elétricas atuam através das junções comunicantes, enquanto que, as sinapses químicas atuam pela liberação de neurotransmissores. Possuímos dois principais grupos de neurotransmissores, neuropeptídeos e partículas pequenas, os neuropeptídeos são produzidos no corpo neuronal e transmitem a informação de forma lenta, comparado às partículas pequenas que são produzidas no terminal sináptico e rapidamente liberadas na fenda sináptica. É importante destacar que as informações transmitidas por neuropeptídeos são mantidas por mais tempo na célula pós-sináptica. As células pós-sinápticas podem ser um neurônio ou qualquer outro tipo celular e reconhecem os neurotransmissores através de receptores acoplados em sua membrana podendo ser canais iônicos ou proteínas acopladas a segundos mensageiros. Os canais iônicos atuam através da abertura e permissão da passagem de eletrólitos muitas vezes a favor do seu gradiente de concentração, enquanto que os receptores acoplados a segundos mensageiros são associados a proteína G que dependendo do estimulo, podem exercer sinais excitatório ou inibitório.

REGULAÇÃO MOTORA E COGNITIVA

A princípio, é necessário definir as diferentes estruturas de controle global motor, que são divididos em diferentes níveis, como o espinhal, o rombencéfalo e o córtex motor. O nível espinhal é responsável por regular padrões locais de movimentos como reflexos de retirada, movimentos alternados responsáveis pela deambulação entre outros. O nível rombencéfalo, composto pela ponte e bulbo controlam o tônus axial do corpo, responsável pela postura ereta além de regular o posicionamento corporal frente às alterações das superfícies (equilíbrio). Por fim, o nível do córtex motor, atua através da regulação de vários padrões medulares controlados pelo aprendizado, gerando facilitação neuronal dependendo do estímulo empregado (GUYNTON, 2011; TEIXEIRA 2021).

Adicionalmente, apesar de os movimentos musculares serem regidos pelo córtex motor, há toda uma rede de regulação exercida tanto pelo rombencéfalo, que atua, através de estímulos positivos e negativos, como através de neurônios presentes no cerebelo e nos gânglios da base. Anatomicamente o cerebelo é dividido em lobo anterior e posterior que controlam os movimentos dos membros superiores (MMSS), inferiores (MMII) e tronco, além do lobo floculonodular que controla o equilíbrio e também os movimentos oculares. Podemos dividir a função cerebelar no controle motor em três níveis, como, por exemplo, (1) nível vestibulocerebelar, (2) espinocerebelar e (3) cerebrocerebelar (GUYNTON, 2011; TEIXEIRA 2021).

O nível vestíbulocerebelar encontra-se no lobo floculonodulares e nas porções adjacentes ao verme. Esta região é responsável pelo controle do balanço, entre as contrações musculares de músculos agonistas e antagonistas da coluna, quadris e ombros durante alterações rápidas do posicionamento do corpo. O nível espinocerebelar consiste na maior parte do verme do cerebelo posterior e anterior e são responsáveis pelo controle dos movimentos das partes distais das extremidades, especialmente mãos e dedos. Por fim, o nível cerebrocerebelar, formado pelas zonas laterais dos hemisférios cerebelares, participa do planejamento, antecipação e temporização de movimentos previamente coordenados (SILVERTHORN, 2017; TEIXEIRA, 2021).

Outra estrutura importante no controle motor são os gânglios da base, formado por diversos núcleos que recebem e enviam sinais motores do córtex motor. Estes núcleos agem no controle de padrões complexos de atividade motora como a escrita, a realização cortes com uma tesoura, o ato de pregar pregos e também a capacidade de realizar esportes que exijam precisão motora. Estes mecanismos envolvem a ação de dois principais núcleos como o núcleo putâmen e o núcleo caudado (SILVERTHORN, 2017; TEIXEIRA, 2021).

Apesar de os mecanismos pelos quais o núcleo putâmen regula os movimentos ainda não ser bem compreendido, a lesão em suas estruturas pode levar a movimentos rápidos e abruptos sem controle de intensidade e direção. O núcleo caudado por sua vez desempenha papel importante no controle cognitivo das atividades motoras. Este mecanismo ocorre, pois o núcleo caudado se estende por baixo dos lobos frontais, parietal e occipital, além de receber grande quantidade de aferências das áreas de associação do córtex cerebral (GUYNTON, 2011; SILVERTHORN, 2017).

A região do córtex cerebral além de regular a coordenação motora através de padrões reconhecidos de acordo com o desenvolvimento do indivíduo, também é responsável por mecanismos de cognição, memória e aprendizado. Estruturalmente o córtex possui 100 bilhões de neurônios divididos em três tipos principais. São eles neurônios granulares fusiformes e piramidais. Os neurônios granulares são caracteristicamente portadores de axônios curtos e integram a comunicação da porção sensorial com a motora do córtex cerebral. As células piramidais e fusiformes, por sua vez, são compostas por axônios longos que se prolongam em direção à medula espinhal (GUYNTON, 2011; SILVERTHORN, 2017).

A região cortical pode ser dividida em área motora primária, pré-motora e suplementar além de área somática primária e secundária dependendo dos mecanismos que envolvem cada porção do córtex. E entre estas regiões temos diferentes áreas conhecidas como associativas, como, por exemplo, áreas associativas parietooccipitotemporal área pré-frontal e área límbica (GUYNTON, 2011).

A área associativa parietooccipitotemporal realiza sua função de associação sensorial em relação aos sinais visuais e auditivos coordenando aspectos espaciais do corpo e do seu entorno. Outras áreas são a área de Wernicke responsável pela compreensão da linguagem, o giro angular responsável pela interpretação visual de símbolos que nos permitem a leitura e a área para nomeação de objetos a partir principalmente de estímulos auditivos (GUYNTON, 2011).

A área associativa pré-frontal, age de forma intimamente associada com o córtex motor, exercendo o planejamento dos movimentos, mas também, tem sido associada à elaboração de pensamentos e outros processos mentais. Nesta região podemos ainda encontrar a região de broca que é responsável pelo controle de padrões motores da fala e da construção de palavras e frases curtas. Por fim a área associativa límbica atua no controle do comportamento emocional e na motivação envolvidos principalmente com o processo de aprendizado. Situado na área límbica está o centro de reconhecimento facial e a lesão desta porção do córtex é conhecida como prosofenosia (GUYNTON, 2011).

O córtex realiza suas funções de forma intrinsecamente associada com o tálamo visto que há ligações neuronais que interligam estas duas regiões cerebrais. Tem sido demonstrado que paciente que apresentam lesão talâmica evolui com desorganização das funções corticais como os pensamentos a consciência e a memória (GUYNTON, 2011).

REFERÊNCIAS

BARBIN, ICC. Anatomia e fisiologia humana. Editora e Distribuidora Educacional S.A., 2018.

GUYTON, AC. HALL, JE. Tratado de fisiologia médica. 12ª edição. Elsevier Editora Ltda., 2011.

SILVERTHORN, DU. Fisiologia humana: Uma abordagem integrada. 7ª edição. Artmed, 2017.

TEIXEIRA, DA. Fisiologia humana. Teófilo Otoni, Minas Gerais (MG). Núcleo de Investigação Científica e Extensão (NICE), 2021.

CAPÍTULO 2 – GUILLAIN-BARRÉ

CASO CLÍNICO – GUILLAIN-BARRÉ (SBG)

Paciente, sexo masculino, MPM, 25 anos, altura de 1,75m, pesando 55 kg. Paciente chega ao serviço de saúde consciente e orientado, mantendo Glasgow de 15, com relato de paresia em extremidades dos membros inferiores (MMII), há 10 dias, com progressão para região do tronco e membros superiores (MMSS) nas últimas 24 horas. Antecedentes pessoais de Síndrome da Imunodeficiência Adquirida (SIDA), com histórico recente (há 2 meses atrás) de infecção por Epstein-Barr (mononucleose). Durante realização do exame físico, o paciente apresentou-se consciente e orientado com abertura ocular espontânea (4), comunicação verbal normal (5) e obedecendo aos comandos verbais (6), sendo escala de coma de Glasgow de 15. Apesar do nível de consciência sem alterações, devido à paresia em MMSS e MMII, foi aberturo protocolo de AVC, encaminhado para tomografia computadorizada de crânio (TC de Crânio) sem contraste. Após realização do exame, foi evidenciado ausência de sinais isquêmicos, sangramento e presença de massa anômala em região encefálica. Sem indicação de trombólise devido a período prolongado de início de sintomas. Após 24 horas, paciente mantêm, Glasgow de 15, porém com piora do quadro de paresia, evoluindo com sinais de plegia em MMSS e MMII, ptose, disfagia com acúmulo de alimento em cavidade oral. Observaram-se também sinais de desconforto respiratório com queda da saturação de oxigênio (SaO_2) refratária a suplementação com oxigênio por meio de cateter nasal e máscara não reinalante. Avaliado pela equipe de fonoaudiologia que indicou dieta por sonda nasoenteral (SNE), em razão da fraqueza na musculatura facial responsável pela mastigação. Realizada sondagem com confirmação de alocação do dispositivo em 1ª porção do intestino delgado através da realização de RAIO-X. Devido a manutenção do quadro de dispneia, realizada sedação com propofol a 45ug/kg/min e Dormonid a 10mg/kg/hr, intubação orotraqueal (IOT) e iniciada ventilação mecânica (VM) com modalidade controlada, FiO_2 de

40% e PEEP 7%. Encaminhado para realização de nova TC de Crânio com ausência de episódios isquêmicos. Paciente mantendo escala de agitação e sedação (RASS de -5), acoplado em ventilador com SaO_2 acima de 95%. Após piora do quadro neurológico sem relação com eventos isquêmicos ou hemorrágicos cerebrais, equipe de neurologia solicitou a coleta de líquor por punção lombar e a realização de eletroneuromiografia. Resultado de líquor, com sinais de proteinúria, sem desvio de células imunes e eletroneuromiografia com sinais de condução motora reduzida. Com base nos exames foi definido diagnóstico de SBG. Após definição do diagnóstico, foi estadiado a SBG, utilizando-se a escala de gravidade de Hughes com valor de 5 indicando a forma grave da doença. Como conduta médica, foi realizado a punção de um cateter de diálise de curta permanência (Shilley) e iniciado sessões de plasmaférese com intervalo de 48 horas durante 6 dias, sem resposta por parte do paciente. Após insucesso com a plasmaférese, foi iniciado tratamento com imunoglobulina (0,4g/kg/dia), por via endovenosa por 5 dias. Após 3 dias de tratamento, o paciente apresentou melhora da mecânica respiratória com consequente retirada da ventilação mecânica, seguindo tratamento com fonoaudiologia e fisioterapia para a reabilitação das funções motoras da mastigação e reabilitação musculoesquelética respectivamente.

Resultado de Líquor

Aspecto – Límpido
Cor – Incolor
Contagem global de Leucócitos – 4/mm3
Contagem diferenciada – 80% Linfócitos
                                                  12% Monócitos
                                                  3% de neutrófilos
Proteína – 450mg/dl
Glicose – 75mg/dl

FISIOPATOLOGIA DA SÍNDROME DE SBG

A SBG possui incidência de 0,81 a 1,89 casos por 100.000 habitantes, acometendo principalmente a população de adultos jovens com idade entre 20 e 40 anos de ambos os sexos. No Brasil, apesar da escassez de dados acerca desta doença, observou-se uma importante associação com o surto da flavirose, causada pelo vírus Zika, em 2015. Neste ano, foi observado um aumento significativo na incidência da SBG, ao ponto de se sugerir uma possível relação direta entre essas duas condições. Durante março a agosto de 2015, sua incidência alcançou 4,4 casos para cada 100.000 habitantes na região nordeste do Brasil. Onde prevaleceu o maior acometimento de homens com média de idade de 44 anos (CARVALHO, 2015).

A SBG, também conhecida como polirradiculoneurite, trata-se de uma polineuropatia de caráter autoimune, caracterizada pela presença de depósitos de moléculas do complemento, imunoglobulinas, macrófagos, interleucinas pró-inflamatórias e anticorpos anti-glicosídeos. A presença destes fatores é responsável pelo processo de desmielinização que acomete prioritariamente a porção proximal dos nervos periféricos (CARVALHO, 2015).

A hipótese do "mimetismo molecular" tem sido aplicada para explicar uma série de doenças autoimunes, assim como a SBG. Esta hipótese sugere que, indivíduos portadores de SIDA, hepatite, infecção por *Campylobacter jejuni*, citomegalovírus e vírus Epstein-Barr, ocorre a produção de anticorpos contra moléculas semelhantes aos gangliosídeos (SHARIZAILA, 2021). Este efeito, associado à diminuição da produção de glicosídeos, é responsável pelo processo de desmielinização e degeneração dos axônios levando ao aparecimento dos sinais clínicos característicos da SBG. Todas as condições exemplificadas acima, estão relacionados com o aumento da produção de citocinas inflamatórias, como a interleucina 2 (IL-2), a interleucina 6 (IL-6) e a interleucina 17 (IL-17). Estas citocinas pró-inflamatórias atuam diretamente nas células de Schwann, alterando a condução nervosa por ação direta nos gangliosídeos (MORTON, 2010).

Os gangliosídeos são glicoesfingolipídios encontrados principalmente no sistema nervoso. Na membrana celular estas moléculas atuam em conjunto com a esfingomielina e o colesterol formando uma estrutura conhecida como jangada lipídica, estrutura responsável pelos processos de reconhecimento celular (ROPPER, 1992). Neste ponto estão localizadas grandes quantidades de sítios de inserção de receptores transmembranares, moléculas de adesão celular e de transdução de sinal. Além do processo de reconhecimento, os gangliosídeos podem ser encontrados também em membranas de organelas intracelulares como na membrana nuclear dos neurônios (MORTON, 2010).

Em regiões como nos gânglios das raízes dorsais e nas junções neuro musculares há uma alta expressão de gangliosídeos, o que justifica a sintomatologia associada à SBG (SHARIZAILA, 2021). Os pacientes portadores desta condição apresentam paresia que se inicia nas extremidades dos MMII evoluindo até porções mais centrais do corpo. É comum os pacientes apresentarem também mialgia, fadiga, redução da sensibilidade tátil até disfagia, disartria, dispneia entre outros sintomas (ROPPER, 1992).

ATUAÇÃO DO ENFERMEIRO NO TRATAMENTO DA SÍNDROME DE GUILLAIN-BARRÉ

Cerca de 25% dos pacientes que apresentam quadro de SBG, evoluem com quadro de insuficiência respiratória. Nestes casos, os pacientes deverão ser assistidos inicialmente em serviço hospitalar, alocados em unidades de terapia intensiva (UTI). Como principais objetivos, a atenção em UTI aos pacientes com sintomatologia de SBG, tem: (1) evitar o surgimento de fenômenos cardioembólicos, (2) manter monitorização hemodinâmica eficaz, (3) avaliar as reservas respiratórias o uso de musculatura ventilatória acessória, (4) proteção de vias aéreas. (5) manutenção da função intestinal, (6) gerenciamento nutricional, (7) controle da dor e (8) suporte psicológico. O início da terapia motora com a equipe de fisioterapia deverá ser iniciada precocemente com o intuito e auxiliar na mobilização precoce (BARROS, 2009).

Em 1978, Hughes e colaboradores descreveram uma escala de gravidade com o objetivo de direcionar o tratamento para esta condição (**Quadro 1**), sendo considerado doença leve em caso de escore de 0 – 2 e moderada a grave com escore de 3 a 6 (BARROS, 2009).

Quadro 1: Escala de gravidade proposta por Hughes e colaboradores

0	Saudável
1	Sinais e sintomas menores de neuropatia, mas capaz de realizar tarefas manuais
2	Capaz de caminhar sem auxílio de bengala, porém incapaz de realizar tarefas manuais
3	Capaz de deambular somente com auxílio de bengala ou outro suporte
4	Confinado em cama e/ou cadeira de rodas
5	Necessita de Ventilação Assistida
6	Morte

O tratamento para a SBG pode ser dividido em não farmacológico (plasmaférese) e farmacológico (imunoglobulinas) sendo que ambos os tratamentos são descritos por possuírem eficácia semelhante. A plasmaférese consiste na separação do plasma (cerca de 3-6 litros) das células sanguíneas, sendo as últimas infundidas novamente para o paciente após processo de diluição em albumina com plasma fresco em um volume de 50cc/kg. Este processo pode ser repetido por 5 vezes com intervalo de 48 horas entre as sessões até atingir um volume de albumina ou plasma fresco de 250cc/kg. O objetivo é a remoção de anticorpos, fatores do complemento responsáveis pelos processos de dano a mielina dos axônios do sistema nervoso periférico (SNP) (HINKLE, 2022).

A quantidade de sessões de plasmaférese é definida através da gravidade do quadro. Em caso de escala de Hughes menor ou igual a 3 deve ser realizado duas sessões, enquanto que, em caso de escala de Hughes maior que 3 se beneficiam de 4 sessões. Sendo que seja qual for o protocolo deve-se obedecer a um intervalo de 48 horas entre as sessões. Estudos apontam que a realização precoce de plasmaférese, principalmente durante as duas primeiras semanas do início dos sintomas, há uma redução no número de pacientes com necessidade de ventilação mecânica assim como melhora da recuperação dos sintomas motores (HINKLE, 2022).

O procedimento de plasmaférese, muitas vezes é realizado pela equipe especializada em hemodiálise, visto que é um processo de filtração sanguínea. O enfermeiro intensivista deverá atuar na manutenção adequada do cateter, mantendo-o pérvio e devidamente heparinizado antes e após a utilização. É de responsabilidade do enfermeiro a vigilância do sítio de inserção evidenciando sinais inflamatórios como hiperemia, presença de secreção ou sangramento. A manutenção do sítio de inserção do cateter com cobertura composta por filme transparente facilita a avaliação do óstio. Adicionalmente a troca do curativo, quando em condições de sangramento, sujidade e perda da adesão do curativo deverá ser realizada pelo enfermeiro de forma a manter a esterilidade do procedimento (HINKLE, 2022).

É comum os pacientes apresentarem complicações como pneumotórax e embolia pulmonar, devido ao desequilíbrio eletrolítico e coloidosmótico, associado ao quadro clínico. Sendo assim, o enfermeiro deverá observar a expansibilidade torácica, assim como o padrão respiratório e o uso de musculatura acessória, a fim de identificar sinais de dispneia. É muito comum o uso do músculo esternocleidomastoideo durante a inspiração e o recrutamento de musculatura abdominal durante a expiração. Sinais de redução na saturação sanguínea cianose periférica também podem ser observados em quadros de descompensação respiratória (PICON, 2021).

A atenção para sinais de sangramento, como hematomas, alteração na coloração de mucosas, além de hipotensão e taquicardia são importantes devido a redução na presença de fatores de coagulação circulantes no plasma (PICON, 2021).

O desequilíbrio hidreletrolítico é outro efeito adverso do tratamento com a plasmaférese. O distúrbio mais comum é a hipocalcemia (redução nos níveis séricos de cálcio), sendo que tal alteração está envolvida com confusão mental, formigamento em região facial além de fraqueza em MMSS e MMII. O enfermeiro deverá manter vigilância dos valores laboratoriais e a monitorização de possíveis alterações na frequência cardíaca e padrão eletrocardiográfico que podem se alterar devido a níveis baixos de cálcio (Ca^{2+}) (PICON, 2021).

A Imunoglobulina humana tornou-se o tratamento de escolha na maioria dos países apesar dos resultados semelhantes aos da realização da plasmaférese. A dose preconizada é de 0,4g/kg/dia, por via endovenosa por 2 a 5 dias, sendo que quanto maior a dose diária, maior o risco de desenvolvimento de complicações renais e vasculares (BARROS, 2009).

A atenção de enfermagem ao paciente que recebe tratamento com imunoglobulinas deverá ser direcionada ao controle da dor (cefaleia, mialgia e artralgias), por meio de aplicação de escala de dor caso o paciente apresente nível de consciência que permita essa análise. Em caso de sedação o enfermeiro deverá atentar-se para sinais clínicos de dor como taquicardia, hipertensão, sudorese e faces de dor (BARROS, 2009).

ANÁLISE DO CASO CLÍNICO

O paciente chegou ao serviço de saúde com relato e sinais de alterações motoras há 10 dias com piora nas últimas 24 horas, no entanto, o nível de consciência encontrava-se inalterado. Foi iniciado o protocolo de AVC, sem indicação de trombólise, devido ao tempo de início dos sintomas, no entanto, após realização do exame não foi observado alterações agudas como isquemia ou hemorragia. A realização da TC de crânio sem contraste no primeiro momento é indicada para a exclusão de grandes áreas isquêmicas, sangramentos e massas tumorais. Após o paciente ser encaminhado para UTI, houve progressão dos sintomas com sinais de disfagia e dispneia, refratária a suplementação não invasiva de oxigênio. Sendo assim podemos afirmar que a progressão da paresia, alterou tanto a capacidade da musculatura ventilatória manter sua mecânica como a musculatura da mastigação e deglutição de manter a capacidade do paciente se alimentar. Sendo assim foi realizada a colocação de sondas ventilatórias e enterais para garantir a respiração e o aporte calórico respectivamente. Encaminhado para novo exame de imagem neurológico que manteve ausência de sinais isquêmicos ou hemorrágicos.

O novo exame de imagem com resultado negativo para eventos agudos direcionou a pesquisa da SGB, que está diretamente associada com a presença da SIDA. Após a análise do líquor e da eletroneuromiografia foi evidenciado proteinuria liquórica e redução na condução neuronal periférica. Ambos os sinais característicos de SBG. Após o diagnóstico da condição do paciente, a doença foi classificada como grave, de acordo com a intensidade dos sintomas. Esta classificação foi fundamental para nortear a estratégia terapêutica.

A primeira estratégia terapêutica foi a realização da plasmaférese que tem como principal objetivo a retirada dos anticorpos, diminuindo assim a progressão da doença. No entanto, o paciente não respondeu a este protocolo terapêutico, seguindo-se para a realização da infusão de imunoglobulina. Com o tratamento com as imunoglobulinas, o quadro do paciente passou a evoluir positivamente, enquanto observamos melhora do padrão respiratório. Após o paciente sair da fase aguda da doença a indicação foi o início da fisioterapia e fonoaudiologia para restabelecimento da parte motora.

DIAGNÓSTICOS DE ENFERMAGEM

Os diagnósticos aplicados para o caso clínico em questão foram elaborados com base nos diagnósticos de enfermagem da NANDA 2021-2023 (NANDA, 2021).

- **Diagnóstico – Deglutição prejudicada**

    Definição – Funcionamento anormal do mecanismo da deglutição associado a déficit na estrutura ou função oral, faríngea ou esofágica.
    Características definidoras – Acúmulo de bolo alimentar nos sulcos laterais e capacidade prejudicada de esvaziar a cavidade oral.
    Condições associadas – lesões encefálicas.

- **Diagnóstico – Risco de glicemia instável**

    Definição – Suscetibilidade à variação dos níveis séricos de glicose em relação à faixa normal, que pode comprometer a saúde.
    Condições associadas – procedimentos cirúrgicos.

- **Diagnóstico – Troca de gases prejudicada**

    Definição – Excesso ou déficit na oxigenação e/ou na eliminação de dióxido de carbono.
    Características definidoras – Profundidade e ritmo respiratórios alterados.

- **Diagnóstico – Mobilidade física prejudicada**

    Definição – Limitação do movimento independente e voluntário do corpo ou de uma ou mais extremidades.

    Características definidoras – amplitude de movimentos diminuída, habilidades motoras finas e grossas diminuídas e instabilidade postural.

    Fatores relacionados – manifestações neurocomportamentais.

    Condição associada – prejuízo sensório perceptivo.

- **Diagnóstico – Risco de confusão aguda**

    Definição – Suscetibilidade a distúrbios reversíveis de consciência, atenção, cognição e percepção que surgem em um período de tempo breve e que podem comprometer a saúde.

    Características definidoras – Disfunção cognitiva e desempenho psicomotor alterado.

    Condição associada – Nível de consciência diminuído.

- **Diagnóstico – Risco de Infecção**

    Definição – Suscetibilidade a invasão e multiplicação de organismos patogênicos, que pode comprometer a saúde.

    Fatores de risco – Integridade da pele prejudicada associada a múltiplos dispositivos implantados no paciente.

    Condição associada – procedimento invasivo.

- **Diagnóstico – Risco de aspiração**

    Definição – Suscetibilidade à entrada de secreções gastrintestinais, secreções orofaríngeas, sólidos ou líquidos nas vias traqueobrônquicas que pode comprometer a saúde.

    Fatores de risco – Dificuldade para deglutir e motilidade gastrintestinal diminuída.

    Condição associada – Doenças neurológicas, associado à SBG.

- **Diagnóstico – Risco de Sangramento**

    Definição – Suscetibilidade a redução no volume de sangue, que pode comprometer a saúde.

    Condição associada – Regime de tratamento que envolve a administração de anticoagulante e a implantação de diversos dispositivos invasivos.

- **Diagnóstico – Risco de queda**

    Definição – Suscetibilidade do adulto a vivenciar um evento que resulte em deslocamento inadvertido ao solo, chão, ou outro nível inferior, que pode comprometer a saúde.

    Fatores de risco – Equilíbrio postural prejudicado e mobilidade física prejudicada.

    Condição associada – Transtornos mentais, neurocognitivos e sensoriais.

REFERÊNCIAS

BARROS, ALBA. et al. Anamnese e exame físico: avaliação diagnóstico de enfermagem no adulto. 2ª edição. Artmed, 2009.

CARVALHO, Inês Sequeira Peixoto Araújo. Síndrome de Guillain-Barré: Atualização da fisiopatologia. 2015. 51 páginas. (Ciências da Saúde) – Universidade da Beira Interior, Covilhã, Portugal, 2015.

CASSAROLLI, ACG. EBERHARDT, TD. MORAES, A. HOSLATTER, LM. Assistência de enfermagem na síndrome de Guillain-Barré. Revista contexto saúde, Ijuí, volume 14, fascículo 17, dezembro de 2014.

DIAGNÓSTICO DE ENFERMAGEM DA NANDA: DEFINIÇÕES E CLASSIFICAÇÃO 2021-2023. 12ª edição. Artmed, 2021.

HINKLE, JL. CHEEVER, KH. Tratado de enfermagem médico-cirúrgica. 14ª edição. Guanabara Koogan, (12 maio 2022).

MORTON, PG. Cuidados críticos de enfermagem: Uma abordagem holística. 9ª edição. Guanabara Koogan, 2010.

OLIVEIRA, ASB. KRUG, BC. SILVA, CA. GONÇALVES, CBT. ROTTA, FT. TORRES, VF. JUNIOR, HAO. Picon, PD. FERNANDES, DG. GOMES, RM. Protocolo clínico e diretrizes terapêuticas da síndrome de Guillain-Barré. Ministério da Saúde. Disponível em: file:///C:/Users/LFUTIA/Downloads/20210713_Publicacao_Guillian_Barre.pdf. Acesso em: 09/10/2022.

ROPPER, AH. The Guillain-Barré syndrome. The New England journal of medicine. Inglaterra, volume 326, páginas 1.130-1.136, abril de 1992.

SHARIZAILA, N. LEHMANN, C. KUWABARA, S. Guillain-Barré syndrome. The Lancet, volume 397, fascículo 10280, páginas 1.214-1.228, abril de 2021.

CAPITULO 3 – EDEMA CEREBRAL

CASO CLÍNICO – EDEMA CEREBRAL

Paciente do sexo masculino, 63 anos, antecedentes pessoais de tabagismo ativo, hipertensão (tratamento com losartana 50mg 2x ao dia) e diabetes (tratamento com metformina 500mg 1x ao dia pela manhã). Durante realização de histórico de enfermagem, com familiares, houve relato de má adesão ao tratamento para hipertensão nas últimas semanas, com episódios frequentes de PA superior a 160x100 mmHg associado a inapetência e êmese. Na chegada ao serviço de saúde, paciente apresenta ao exame físico rebaixamento do nível de consciência com abertura ocular apenas aos estímulos táteis (2), fala desconexa (3) e localizando estímulos (5) (Glasgow de 10). Hipertenso mantendo PA = 185x110mmHg, bradicardia (FC=56bpm) e taquidispneia (FR=24rpm). Devido ao rebaixamento do nível de consciência, realizada sedação com propofol 45ug/kg/min, Dormonid 15mg/kg/hr e fentanil a 50ug/h, prosseguindo com IOT + VM, programado modalidade controlada por pressão com pressão expiratória final (PEEP) 8 e fração de oxigênio (FiO_2) de 40%. Iniciada infusão de nitroprussiato de sódio (NIPRID) a uma vazão de 5ml/h. Encaminhado para TC de crânio com ausência de sinais isquêmicos, porém com apagamento de sulcos e de terceiro ventrículo. Com base nos achados tomográficos em conjunto com os sintomas clínicos, foi diagnosticado com hipertensão craniana (HIC) e edema cerebral. Encaminhado para centro cirúrgico (CC) onde foi submetido a implante de cateter para mensuração de pressão intracraniana (PIC) em região sub dural. Após procedimento cirúrgico, paciente foi encaminhado para UTI para realização de vigilância neurológica, segue mantendo PIC superior a 20mmHg, iniciado tratamento com acetazolamina e dexametazona. Sedado com propofol 45ug/kg/min e Dormonid 15mg/kg/hr, mantendo RASS -5, TOT+VM, hipertenso (PA = 150x90mmHg) em uso de NIPRID, 5ml/h. Paciente evolui nas 24 horas subsequentes com anisocoria (pupila esquerda maior que a direita) e acidose respiratória (PH=7,15) devido a hipercapnia (PaCO$_2$ = 55mmHg). Realizado aumento da frequência respiratória no ventilador para 18rpm, administrado 100ml de bicarbonato de sódio (HCO$_3^-$) e encaminhado para nova TC de crânio sem contraste. O exame de imagem evidenciou uma importante área de hipoatenuação em lobo parietal direito com manutenção do apagamento de sulcos e sem desvio de linha media. Paciente segue apresentando HIC com valor de PIC= 25mmHg, iniciada terapia venosa, em bomba de infusão contínua (BIC), com manitol a 20%, (dose inicial de 0,5g/kg) e dexametasona a 20mg/dia. Após 30 minutos do início da infusão, paciente apresenta refratariedade aos novos tratamentos e piora da HIC, com PIC de 26mmHg. Encaminhado, novamente com urgência para CC onde foi submetido a uma craniotomia descompressiva e colocação de calota craniana em região abdominal. Paciente retorna para a UTI com níveis mais baixos de PIC (12mmHg). Realizada suspensão da sedação, sem melhora no padrão neurológico e respiratório após 24 horas. Realizada solicitação de Doppler transcraniano que demonstrou ausência do fluxo sanguíneo cerebral. Definido diagnóstico de morte encefálica e após conversa com a família paciente foi encaminhado para captação de órgãos.

FISIOPATOLOGIA DO EDEMA CEREBRAL

O SNC repousa em um compartimento isolado por uma camada óssea, onde o parênquima cerebral contribui com 85% do volume intracraniano, sendo composto, por substância branca (axônios e mielina), substância cinzenta (corpos celulares) e espaço intersticial. O parênquima cerebral divide espaço com o líquido cefalorraquidiano (LCR) e fluxo sanguíneo. A ocorrência de quadros, como, por exemplo: (1) lesões que ocupam espaço na caixa craniana, (2) obstrução da circulação liquórica, (3) aumento no volume de líquido nos espaços intersticial e/ou intracelular (edema cerebral) e (4) ingurgitamento da microcirculação (aumento do volume sanguíneo intracraniano) podem levar ao aumento da PIC (ALMEIDA, 1960).

Isto ocorre, pois, como o cérebro é praticamente incompressível, os principais mecanismos de controle da PIC envolvem o estímulo da reabsorção de LCR e o aumento da resistência vascular encefálica para a redução do fluxo sanguíneo. O LCR representa aproximadamente 10% do volume craniano (representando um volume de aproximadamente 150ml). Sua produção ocorre no plexo carotídeo dos ventrículos laterais, circulando a partir dos forames de Monro até o terceiro e quarto ventrículo através do arqueduto cerebral. Após alcançar o quarto ventrículo, o LCR é drenado para as cisternas basais, a partir daí, o LCR irá circular pelas cisternas magna, supracelebelares, ambientes do corpo caloso, até ser reabsorvido nas vilosidades aracnóideas até o sistema venoso (ALMEIDA, 1960).

O fluxo sanguíneo cerebral (FSC) é proporcional à pressão de perfusão cerebral (PPC) e inversamente proporcional à resistência vascular cerebral (RVC). A auto regulação do FSC é coordenada de acordo com a necessidade metabólica do SNC e pode se adequar perfeitamente em caso de variação da pressão arterial média (PAM) entre 50 e 160mmHg. Em casos de redução da PAM abaixo de 50mmHg, ocorre vasoplegia cerebral, gerando ingurgitamento da micro circulação e posterior escape de líquido para o espaço intersticial resultando em edema cerebral. Por outro lado, em caso de hipertensão acima de 160mmHg, ocorre alteração na estrutura da barreira hemato-encefálica resultando em uma distensão súbita da microcirculação craniana (HINKLE, 2022).

Ambos os processos descritos acima são conhecidos como capacidade de compensação espacial intracraniana, uma resposta que acomoda os três compostos intracranianos (tecido, LCR e FSC) sem que haja alteração na PIC. Quando há falha nos mecanismos de ajuste da PIC, ocorre o desenvolvimento do edema cerebral. Esta condição é definida como o acúmulo anormal de líquido nos espaços intersticiais e/ou intracelulares. O edema cerebral pode ainda ser subdividido em vasogênico e citotóxico (HINKLE, 2022).

O edema vasogênico, é resultado da alteração estrutural da barreira hematoencefálica, por alterações nas junções celulares (*tight junctions*). Estas alterações provocam aumento da permeabilidade capilar e permitem um aumento na passagem de líquido e proteínas do espaço intravascular para o intersticial. Após o escape de líquido para o interstício, o edema se espalha pela substância branca adjacente por mecanismo de transporte a favor do gradiente de pressão. Os principais efeitos prejudiciais do edema vasogênico são (1) alteração na perfusão tissular por dificuldade no fluxo capilar, (2) aumento do volume tissular, prejudicando a difusão de substratos metabólicos entre os compartimentos tecidual e vascular, (3) desmielinização ou interrupção do fluxo axoplásmico secundário ao aumento da pressão nos axônios e (4) alterações na excitabilidade da membrana nervosa pelos componentes do líquido do edema (HINKLE, 2022).

Por outro lado, o edema citotóxico é o acúmulo de líquido no espaço intracelular. Este mecanismo é disparado em episódios isquêmicos, devido a perda da função da bomba Na^+/K^+ ATPase. Este mecanismo afeta tanto neurônios como as células da glia provocando aumento nos níveis de Na^+ no ambiente intracelular e K^+ no ambiente extracelular. O edema dos astrócitos interfere no transporte de soluto e gases dentro do SNC, causando uma compressão capilar e prejudicando ainda mais o FSC para o parênquima, resultando em isquemia e favorecendo o desenvolvimento do edema vasogênico (MORTON, 2010).

Além do edema, vasogênico e citotóxico, ainda podemos encontrar o edema hidrostático e o edema intersticial. O edema hidrostático é causado por uma alteração nos níveis de eletrólitos circulantes em resposta a uma alteração na função renal. Por outro lado, o edema intersticial, apresenta acúmulo de líquido em regiões periventriculares pela transudação de LCR em pacientes com hidrocefalia (MORTON, 2010).

ATUAÇÃO DO ENFERMEIRO NO TRATAMENTO DO EDEMA CEREBRAL

O papel do enfermeiro, no cuidado do paciente com edema cerebral envolve uma série de condutas que deverão manter a homeostase intracraniana e garantir a vigilância neurológica intensiva. Quando falamos em homeostase intracraniana, deveremos lembrar da composição deste compartimento (parênquima, líquor e sangue) e que o balanço entre estes componentes é que manterá a PIC dentro dos valores fisiológicos (BARROS, 2009). Como mencionado anteriormente, ao principal componente a sofrer alterações em seu volume em caso de HIC, é o líquor. Sendo assim o enfermeiro deverá garantir que o paciente permaneça posicionado corretamente, em um decúbito de 30 graus (30°) impedindo que haja rotação de pescoço e consequente alteração no fluxo sanguíneo para o SNC. O posicionamento da cabeça do paciente é importante, pois na maior parte dos casos, os mesmos retornam a UTI com um dispositivo de mensuração da PI. E este dispositivo afere a PIC através de uma régua de água que deverá ser posicionada com o "zero" na linha do pavilhão auditivo. Qualquer oscilação inadequada da angulação da cabeça do paciente, que não acompanhe a regulação da régua de PIC, resultará em uma aferição falsa da PIC e com isso o prejuízo terapêutico. Além da correta mensuração da PIC, o posicionamento da cabeça também favorecerá o retorno venoso evitando desta forma alterações hemodinâmicas e eletrolíticas no SNC (BARROS, 2009).

A avaliação constante do nível de consciência (através da escala de coma de Glasgow) ou grau de sedação (através da escala de agitação e sedação – RASS) é parte importante do cuidado de enfermagem a estes pacientes. Outro fator importante da vigilância neurológica é a avaliação pupilar. As alterações na pupila, como, por exemplo, a alteração no tamanho de uma das pupilas (anisocoria) ou a ausência de reação à luz uni ou bilateral podem indicar a piora do edema cerebral. O aumento no edema cerebral pode resultar em aumento na PIC e favorecer a diminuição da pressão de perfusão cerebral (PPC) resultando em um processo isquêmico (COLI, 1966).

No paciente em questão, foi necessária a manutenção da ventilação mecânica invasiva pós-cirúrgico. Sendo assim, é de responsabilidade do enfermeiro manter a manutenção da cabeceira elevada (30 a 45°), não somente para garantir a homeostase intracraniana, mas também impedir o desenvolvimento da infecção associada à ventilação mecânica (PAV) e broncoaspiração. Outro importante cuidado para se prevenir a PAV é a realização da aspiração no tubo orotraqueal, nas vias aéreas superiores e na cavidade oral (nesta ordem). A realização da aspiração das vias aéreas tem como objetivo impedir a presença de um meio favorável a colonização bacteriana (COLI, 1966).

Ainda em relação aos cuidados de enfermagem ao paciente em IOT, a atuação do enfermeiro em conjunto com a equipe de fisioterapia garantirá maior segurança à terapia ventilatória do paciente. A equipe de fisioterapia durante seu atendimento afere e regula a pressão no cuff do TOT, para que seja mantido entre 30 a 40mmHg impedindo assim a broncoaspiração que pode favorecer como um facilitador no desenvolvimento da PAV (PEREIRA, 1977).

Como mencionado anteriormente, uma das estratégias farmacológicas para o tratamento do edema cerebral, evolve o uso do manitol, um diurético osmótico que provoca a absorção de líquido do ambiente intersticial para o compartimento intravascular. Este efeito favorece o aumento momentâneo do volume intravascular o que está associado com a elevação da filtração renal e redução do volume corporal (PEREIRA, 1977). No entanto, o quadro de hipovolemia, em pacientes com insuficiência cardíaca (IC), pode resultar no desenvolvimento de edema agudo de pulmão (EAP) e com isso piora da clínica do paciente. Sendo assim o enfermeiro deverá se atentar, durante o exame físico, para sinais de alteração do padrão respiratório (uso de musculatura acessória ou retração de fúrcula), redução da saturação sanguínea, presença de ruídos adventícios na ausculta pulmonar. Todos os sinais de acometimento da dinâmica pulmonar e redução da oxigenação sanguínea (PEREIRA, 1977).

A polaciúria causada com a administração de manitol associada a uma dose de furosemida, um diurético de alça que favorecerá a diurese e redução do edema cerebral deverá ser avaliada com cautela devido ao risco de desidratação. Sendo assim, o enfermeiro deverá atuar acompanhado de sua equipe a fim de garantir uma aferição rigorosa do balanço hídrico, proporcionando que possíveis correções volêmicas sejam realizadas de acordo com as necessidades momentâneas do paciente (RODRIGUES, 2018).

Além da aplicação de diuréticos a administração de corticoides (dexametazona) tem como objetivo estabilizar a membrana celular, diminuindo o risco de edemas e reduzir a produção de LCR. Um cuidado importante que o enfermeiro deverá estar atendo ao paciente em uso de corticoide é a manutenção dos níveis glicêmicos dentro da normalidade devido ao efeito hiperglicemiante (através de mecanismos gliconeogênicos hepáticos) do uso desta classe de fármacos. O uso de glicocorticoides em um paciente diabético aumenta os riscos de alterações glicêmicas e possível quadro de cetoacidose que prejudicaria ainda mais a evolução do quadro (RODRIGUES, 2018).

ANÁLISE DO CASO CLÍNICO

Paciente idoso, com histórico pessoal de hipertensão, tabagismo ativo. Tem evoluído nos últimos dias, com quadro de hipertensão importante e sintomas de nível neurocognitivo e neuromuscular. No ambiente hospitalar, apresentou rebaixamento do nível de consciência e urgência hipertensiva, corrigidos com a proteção das vias aéreas (IOT+VM) e correção da hipertensão correção da crise hipertensiva (infusão endovenosa de NIPRID).

O exame de imagem realizado (TC de crânio, sem contraste) excluiu a possibilidade de alterações isquêmicas, hemorrágicas e da presença de massas tumorais, no entanto, demonstrou sinais de edema cerebral. Os sinais clássicos do edema cerebral são: (1) hipertensão compensatória, a fim de manter a PPC, (2) bradicardia devido à alteração no centro hemodinâmico cerebral e (3) apagamento de sulcos e de ventrículos, que indica um acúmulo de líquido na região intersticial. A piora do quadro pode alterar a distribuição do parênquima cerebral dentro da caixa craniana. Ao exame de imagem, este evento pode ser observado com o desvio da linha média cerebral.

O quadro neurológico, do paciente, exige uma intervenção cirúrgica, com a implantação de um transdutor pressórico intracraniano que garantirá a aferição da PIC assim como a drenagem de líquor se necessário. O paciente que mantém este tipo de dispositivo deverá ser submetido à vigilância neurológica intensa, pois o edema cerebral não controlado pode levar ao surgimento da HIC, podendo em alguns casos, causar a interrupção total do FSC. O FSC ou a pressão de perfusão cerebral (PPC) são resultados da diferença entre a pressão arterial média (PAM) e a PIC. Sendo assim, em condições de HIC, o paciente deverá ser mantido levemente hipertenso, para que a pressão de perfusão cerebral (PPC) seja mantida.

As estratégias para a reversão do edema cerebral envolveram: (1) implantação do cateter de PIC com drenagem de líquor (2) administração de manitol e (3) administração de anti-inflamatórios). A manutenção de uma via para drenagem de líquor atua através da regulação do volume intracraniano, enquanto que a administração de manitol retira o líquido do 3º espaço enquanto que o anti-inflamatório atenua o edema resultante da resposta inflamatória ao edema.

Apesar das inúmeras estratégias para correção da HIC, o paciente se manteve refratário às medidas, sendo assim, optou-se pela craniotomia descompressiva e armazenamento da calota craniana na cavidade abdominal. A retirada da calota craniana aumenta o espaço disponível para a acomodação do parênquima cerebral até que os distúrbios causadores da HIC (no caso do paciente o controle da PA) sejam solucionados. A manutenção da calota craniana dentro da cavidade abdominal mantém o tecido ósseo íntegro e viável para ser reposicionado após estabilização do quadro.

Em caso de HIC refratária aos métodos terapêuticos, pode se observar rápida degeneração neurológica, que é evidenciada ao realizar-se um Doppler transcraniano, confirmando, no caso deste paciente, a ausência de fluxo sanguíneo cerebral. Este pode ser o primeiro indicador para abertura do protocolo de morte cerebral.

DIAGNÓSTICO DE ENFERMAGEM

Os diagnósticos aplicados para o caso clínico em questão foram elaborados com base nos diagnósticos de enfermagem da NANDA 2021-2023 (NANDA, 2021).

- **Diagnóstico – Volume de líquidos excessivos**

    Definição – Retenção excessiva de líquidos.
    Características definidoras – Estado mental alterado, rebaixamento do nível de consciência e pressão arterial elevada (HAS).

- **Diagnóstico – Risco de perfusão tissular cerebral ineficaz**

    Definição – Suscetibilidade a uma redução na circulação do tecido cerebral, que pode comprometer a saúde.
    Condições associadas – hipertensão arterial e craniana.

- **Diagnóstico – Ventilação espontânea prejudicada**

    Definição – Incapacidade de iniciar e/ou manter respiração independente que seja adequada para a sustentação da vítima.

    Características definidoras – pressão parcial de oxigênio diminuída e saturação de oxigênio arterial diminuída.

- **Diagnóstico – Risco de Infecção**

    Definição – Suscetibilidade a invasão e multiplicação de organismos patogênicos, que pode comprometer a saúde.

    Fatores de risco – Integridade da pele prejudicada associada a múltiplos dispositivos implantados no paciente.

    Condição associada – procedimento invasivo.

- **Diagnóstico – Risco de Sangramento**

    Definição – Suscetibilidade a redução no volume de sangue, que pode comprometer a saúde.

    Condição associada – Regime de tratamento que envolve a administração de anticoagulante e a implantação de diversos dispositivos invasivos.

- **Diagnóstico – Risco de aspiração**

    Definição – Suscetibilidade à entrada de secreções gastrintestinais, secreções orofaríngeas, sólidos ou líquidos nas vias traqueobrônquicas que pode comprometer a saúde.

    Fatores de risco – Dificuldade para deglutir e motilidade gastrintestinal diminuída.

    Condição associada – Doenças neurológicas, associado à SBG.

REFERÊNCIAS

ALMEIDA, GM. LONGO, PH. Edema cerebral localizado como complicação tardia de traumatismo crânio-encefálico. Arquivos de neuropsiquiatria, Brasil, São Paulo, março de 1960.

BARROS, ALBA. et al. Anamnese e exame físico: avaliação diagnóstico de enfermagem no adulto. 2ª edição. Artmed, 2009.

COLI, BO. Hipertensão intracraniana: fisiopatologia, diagnóstico e tratamento. Jornal Neurosurg, 1966. Disponível em: file:///C:/Users/LFUTIA/Downloads/texto7.pdf. Acesso em: 09/10/2022.

DIAGNÓSTICO DE ENFERMAGEM DA NANDA: DEFINIÇÕES E CLASSIFICAÇÃO 2021-2023. 12ª edição. Artmed, 2021.

HINKLE, JL. CHEEVER, KH. Tratado de enfermagem médico-cirúrgica. 14ª edição. Guanabara Koogan, (12 maio 2022).

MORTON, PG. Cuidados críticos de enfermagem: Uma abordagem holística. 9ª edição. Guanabara Koogan, 2010.

PEREIRA, WC. NEVES, VJ. RODRIGUES, Y. Craniotomia descompressiva bifrontal no tratamento do edema cerebral grave. Arquivos neuropsiquiatria. São Paulo, volume 35, junho de 1977.

RODRIGUES, JA. CRUZ, ICF. Implications of nursing intervention management of cerebral edema in patients after stroke: Systematized review of literature. Journal of specialized nursing care. Volume 10, 2018.

CAPÍTULO 4 – ACIDENTE VASCULAR ENCEFÁLICO (AVE)

CASO CLÍNICO – AVE

Paciente MRJP do sexo feminino, 35 anos, apresentando histórico de degeneração congênita de valva mitral de grau avançado com evolução recente (5 anos) resultando em comprometimento hemodinâmico. Realizado troca de valva mitral com implante mecânico, nº 29, mantendo anticoagulação com xarelto na dose de 10 mg/dia. Diagnosticado a 4 anos com arritmia cardíaca (extra-sistoles) e insuficiência cardíaca (IC) a esquerda, fração de ejeção de ventrículo esquerdo (FEVE) inferior a 50% e hipertrofia concêntrica de ventrículo esquerdo (VE) (Hipertrofia cardíaca). Nas últimas duas semanas evoluiu com crises recorrentes de cefaleia intensa associado a formigamento em hemicorpo esquerdo. Relata ter procurado o serviço de saúde em duas oportunidades, com abertura de protocolo de dor torácica, associado a pico hipertensivo de PA = 170x95mmHg, sem alteração ao eletrocardiograma (ECG) e elevação dos valores basais de troponina. Sinais infecciosos também não foram observados. Nas últimas duas horas, a paciente apresentou nova crise de cefaleia, acompanhada de dislalia, desvio de rima e hemiparesia de hemicorpo esquerdo. Aberto protocolo de AVC, encaminhado paciente para TC de crânio onde não foi observado sinais de sangramento e de massa tumoral. Indicado protocolo de trombólise, com administração endovenosa de alteplase em dose de ataque de 15mg por via endovenosa em bolos, seguido por 50mg infundidos em 30 minutos. Após 24 horas da primeira TC de crânio, foi repetido o exame com laudo demonstrando sinais de hipodensidade em região parietal direita com apagamento de sulcos. Realizado início de tratamento com acetazolamina e dexametazona e observado melhora da dislalia, porém mantendo paresia em hemicorpo esquerdo. Segue internada em UTI, para vigilância neurológica, neste momento com Glasgow de 15 (abertura ocular = 4 / resposta verbal = 5

/ resposta motora = 6). Sem sinais de novos episódios de arritmia (ECG e holter), porém com sinais de nódulos em região de válvula mecânica com subsequente trombose de arco da aorta (ECOTT e ECOTE). Iniciada terapia com heparina de baixo peso molecular em bomba de infusão contínua com controle de tempo de tromboplastina (TTPA) de 6/6 horas. Após 48 horas de tratamento com anticoagulante, foi repetido o ECOTE com redução quase que total dos trombos em região de prótese mitral. Realizada nova TC de crânio de controle com sinais de redução da área de isquemia (área de penumbra), porém com foco de hipodensidade em hemisfério direito representando necrose neuronal. Paciente recebe alta para unidade de internação e subsequentemente alta hospitalar com encaminhamento para reabilitação com serviço de fisioterapia. Foi ajustada a dose do xarelto para 20mg/dia e introduzido ao esquema terapêutico contra a hipertensão arterial (HAS) a administração de Furosemida de 40mg. Paciente evolui com melhora da disfunção motora, porém com deambulação prejudicada seguindo em protocolo de reabilitação motora ambulatorial.

FISIOPATOLOGIA DO AVEi

Diversas condições podem predispor o desenvolvimento e/ou aumentar o risco do surgimento do AVEi, como, por exemplo, a hipertensão arterial (HAS), o diabetes mellitus (DM), a dislipidemia, síndrome metabólica, o tabagismo e o alcoolismo. Em contra partida a aplicação de medicamentos da classe dos inibidores da enzima conversora de angiotensina (ECA) e bloqueadores do receptor de angiotensina, tem sido associados com a redução da ocorrência de AVEi. Este efeito ocorre pela estabilização do trombo, diminuição da ativação plaquetária e preservando a função endotelial (CHAVES, 2000).

A doença cerebrovascular, pode ser classificada em 3 grandes grupos: (1) isquêmico, (2) hemorragia cerebral intraparenquimatosa (HIP) e (3) hemorragia subaracnoide (HSA) ou meníngea. Todas as condições resultam em uma diminuição do FSC, diminuindo a perfusão do tecido e resultando em um processo de isquemia evoluindo até necrose neuronal.

Um mecanismo de contrabalanço do processo isquêmico é o aumento da fração de extração de oxigênio e aumento do metabolismo celular (CHAVES, 2000).

O FSC pode ser quantificado, através da razão entre a PPC e a resistência vascular cerebral (RVC). Sendo que podemos definir a PPC através da diferença entre a PIC e a PAM. No AVEi a severidade da redução do FSC será diretamente proporcional ao grau de oclusão arterial e inversamente proporcional a circulação colateral. É possível observar danos isquêmicos encefálicos quando o FSC cai abaixo de níveis 20ml/100gramas/minuto. Enquanto que necrose neuronal é observada quando o fluxo sanguíneo fica entre 8-10ml/100gramas/minuto (GOUVÊA, 2015).

O processo de isquemia desencadeia uma série de eventos bioquímicos. Após cerca de 20 segundos de interrupção do FSC a atividade eletroencefalográfica cessa devido a uma taxa metabólica aumentada e maior produção de lactato. Após 5 minutos de isquemia observa-se redução significativa dos níveis de trifosfato de adenosina (ATP), além de sinais de alterações hidreletrolíticas (saída de potássio do ambiente intracelular e entrada de sódio e cálcio para dentro do compartimento intracelular) sinal clássico do surgimento do edema citotóxico (GOUVÊA, 2015).

Apesar da definição do AVEi ser sempre referente a uma redução no FSC, existem várias condições que favorecem essa redução de fluxo. Entre elas, destacam-se: (1) Aterosclerose de grandes artérias, (2) embolia cardiogênica, (3) oclusão de pequenas artérias e (4) eventos de outras etiologias (YAMAMOTO, 2010).

A aterosclerose de grandes artérias é capaz de resultar em hipofluxo sanguíneo no SNC através da formação de trombos fibroplaquetários situados muitas vezes em bifurcações de grandes artérias como nas carótidas e vertebrais. Caracteristicamente os trombos são capazes de obstruir mais que 50% da luz vaso, acometendo uma área encefálica superior a 15mm (YAMAMOTO, 2010).

A embolia cardiogênica trata-se da obstrução de um vaso por um trombo formado a partir de um distúrbio cardíaco preexistente. Diversas condições são conhecidas por aumentar o risco de surgimento de embolias cerebrais, como, por exemplo, válvula protética mecânica, estenose mitral, fibrilação atrial, flutter atrial, aneurisma de septo atrial entre outros. Caracteristicamente pacientes acometidos por este tipo de AVEi, apresentam mais de um território vascular acometido e maior risco de transformação hemorrágica (MORTON, 2010).

As oclusões de pequenas artérias, também conhecidos como infartos lacunares, apresentam uma área de acometimento menor que 15mm e são diretamente associados com história pregressa de HAS e DM. Apresentam como característica a presença de ao menos um dos sinais clássicos, sendo eles (1) hemiparesia motora, (2) hemiparesia atáxica, (3) AVE sensitivo puro, (4) AVE sensitivo-motor e (5) disartria (MORTON, 2010).

Outras etiologias responsáveis por resultar no surgimento de AVEi são dissecções de artérias displasias fibromuscular vasculites primárias e secundárias entre outras. As dissecções arteriais, representam mais de 20% dos casos de AVEi que acometem adultos jovens com menos de 45 anos e são fortemente associados a prática de atividades físicas (HINKLE, 2022).

ATUAÇÃO DO ENFERMEIRO NO TRATAMENTO DO AVEi

Ao receber o paciente, o enfermeiro, deverá iniciar a monitorização, manter PAM levemente alta para garantir a PPC e oferta adequada de oxigenioterapia. O manejo da PA é importante, pois a elevação exacerbada da PA pode predispor alto risco de sangramento e o surgimento do desenvolvimento do edema cerebral vasogênico (BARROS, 2009).

A hiperglicemia, assim como a hipertermia induz a ativação da via glicolítica resultando na maior produção de ácido lático (metabolismo anaeróbico). A maior produção deste ácido resulta no surgimento da acidose tecidual, relacionada com o aumento da extensão da área isquêmica. Para contrabalancear estas complicações aplicam-se soluções cristaloides e de medicamentos antipiréticos (BARROS, 2009).

Na fase aguda do AVEi, caso o paciente tenha sido trazido ao serviço de saúde em até 4,5 horas do início dos sintomas, é indicado a aplicação do protocolo de trombólise endovenosa. Neste momento é crucial a presença de um profissional com experiência na avaliação dos exames de imagens. Pois, apenas será elegível para este tipo de tratamento, o paciente que não apresentar acometimentos extensos com alta probabilidade de transformação hemorrágica (LESSMANN, 2011).

O ativador do plasminogênio tecidual (rt-PA) deverá ser administrado a uma dose de 0,9mg/kg, sendo que, 10% da dose deverá ser realizada através de infusão rápida (bolus) e o restante em 60 minutos por meio do uso de uma bomba de infusão contínua (BIC). Além do gerenciamento da administração da medicação trombolítica, o enfermeiro deverá manter avaliação constante para sinais de sangramento que podem ser reconhecidos através de alterações pupilares e piora abrupta do quadro clínico neurológico. O controle rigoroso da PA também é de responsabilidade do enfermeiro, visto que a manutenção de um quadro hipertensivo pode favorecer o desenvolvimento de hemorragias. Com base nisto orienta-se a aferição da PA a cada 15min nas primeiras 2 horas após a terapia trombolítica, passando para avaliações a cada 30 min nas próximas 6 horas e a cada 1h até completar 24 horas do início do tratamento (LESSMANN, 2011).

Sendo assim a literatura indica que caso a PA sistólica estiver na faixa de 185 e 225mmHg, o paciente se favorecerá da administração de um betabloqueador (metropolol) a uma dose de 5mg em até 20 minutos após o início da crise. Caso o aumento da PA sistólica seja superior a 230mmHg é indicado o uso de NIPRID endovenoso a uma dose de 0,5 a 10ug/kg/min (PEREIRA, 1977).

O uso de antiagregantes plaquetários também representam um adjuvante ao tratamento do AVEi, pois reduzem em 25% a taxa de recorrência do evento isquêmico. O uso de aspirina, que atua inibindo a ação da ciclo-oxigenase 1 (COX1), diminuindo a formação de tromboxano A2, são administradas em doses de 30 a 325mg/dia. O uso de ticlopidina, que age como um inibidor do sítio de ligação do fibrinogênio no complexo glicoproteico IIb-IIIa, apresentando eficácia superior à aspirina. E finalmente o uso do clopidogrel, que apresenta efeitos semelhantes à heparina e ticlopidina, porém com menor gama de efeitos colaterais (PEREIRA, 1977).

A terapia com antiagregantes plaquetários também apresenta alto risco de sangramento sendo assim, é importante a atenção da enfermagem para sinais como hipotensão e taquicardia (sinais de choque hipovolêmico), hematomas, edemas, mucosas descoradas, pulsos periféricos filiformes e diminuição na perfusão periférica. Muitas vezes podemos observar a redução do nível de consciência resultado de uma diminuição do FSC e redução na PPC (RODRIGUES, 2018).

ANÁLISE DO CASO CLÍNICO

Paciente jovem com histórico de degeneração congênita de valva mitral, com evolução do quadro e desenvolvimento de descompensação hemodinâmica há 5 anos. Neste período, foi submetido à troca de válvula cardíaca e implantação de prótese metálica. O implante de prótese metálica é acompanhado pelo início de anticoagulação plena devido ao risco de desenvolvimento de trombos próximos à prótese.

Posteriormente paciente evolui com arritmias e quadro de insuficiência cardíaca, com FEVE abaixo de 50%. A presença de prótese mecânica valvar, associado a ocorrência de arritmias e o quadro de baixo débito cardíaco aumentam e muito a possibilidade de a paciente desenvolver hipofluxo cerebral. A redução da perfusão pode ocorrer em resposta a associação de um baixo DC, resultado da IC pregressa e oclusão resultante do deslocamento de um trombo cardíaco.

Na chegada ao serviço de saúde, a paciente apresenta sinais de hipoperfusão neurológica com dislalia e desvio de rima, sem alteração no nível de consciência. Após realização de TC de crânio observaram-se sinais de hipodensidade e apagamento de sulcos, caracterizando a presença de AVE isquêmico. Aberto protocolo de AVE e realizado administração de trombolítico (alteplase), com melhora da dislalia e do desvio de rima. Por outro lado, os sintomas relacionados à hemiparesia se mantiveram. Mecanismos de neuroplasticidade, quando estimulados, são capazes de atenuar os sintomas até certo ponto, no entanto, a presença desta característica no exame de imagem indica que o paciente deverá ser exposto à reabilitação intensa. Adicionalmente a aplicação de trombolíticos, nestes casos, é indicada devido a desenvolvimento de sintomas em um intervalo de tempo menor que 6 horas.

A realização de exames complementares como o ECOTT e o ECOTE evidenciaram a presença de trombos nas proximidades da prótese mitral, diante disto, foi iniciada terapia com anticoagulação contínua através da infusão de heparina em BIC. Esta estratégia terapêutica visa manter o tempo de coagulação elevado (superior a 70 segundos), para evitar a ocorrência de novos episódios isquêmicos. O controle do TTPA e do d-dímero é realizado através da coleta periódica (a cada 6 horas) de amostras sanguíneas. Visto que foi realizado tanto trombólise como posterior tratamento com anticoagulação contínua, a vigilância para possíveis sangramentos deverá ser intensificada.

DIAGNÓSTICOS DE ENFERMAGEM

Os diagnósticos aplicados para o caso clínico em questão foram elaborados com base nos diagnósticos de enfermagem da NANDA 2021-2023 (NANDA, 2021).

- **Diagnóstico – Mobilidade física prejudicada**

    Definição – Limitação do movimento independente e voluntário do corpo ou de uma ou mais extremidades.
    Características definidoras – amplitude de movimentos diminuída, habilidades motoras finas e grossas diminuídas e instabilidade postural.
    Fatores relacionados – manifestações neurocomportamentais.
    Condição associada – prejuízo sensório perceptivo.

- **Diagnóstico – Débito Cardíaco diminuído**

    Definição – Volume de Sangue bombeado pelo coração inadequado para atender as demandas metabólicas do organismo.
    Características definidoras – Pressão arterial alterada e fração de ejeção diminuída.

- **Diagnóstico – Risco de confusão aguda**

  Definição – Suscetibilidade a distúrbios reversíveis de consciência, atenção, cognição e percepção que surgem em um período de tempo breve e que podem comprometer a saúde.

  Características definidoras – Disfunção cognitiva e desempenho psicomotor alterado.

  Condição associada – Nível de consciência diminuído.

- **Diagnóstico – Risco de Sangramento**

  Definição – Suscetibilidade a redução no volume de sangue, que pode comprometer a saúde.

  Condição associada – Regime de tratamento que envolve a administração de anticoagulante e a implantação de diversos dispositivos invasivos.

- **Diagnóstico – Risco de aspiração**

  Definição – Suscetibilidade à entrada de secreções gastrintestinais, secreções orofaríngeas, sólidos ou líquidos nas vias traqueobrônquicas que pode comprometer a saúde.

  Fatores de risco – Dificuldade para deglutir e motilidade gastrintestinal diminuída.

  Condição associada – Doenças neurológicas, associado à SBG.

- **Diagnóstico – Dor aguda**

  Definição – Experiência sensorial e emocional desagradável associada à lesão tissular real ou potencial, ou descrita em termos de tal lesão; início súbito ou lento, de intensidade leve a intensa, com término antecipado ou previsível e com duração menor que 3 meses.

  Característica definidora – relato de característica da dor e intensidade através de escala padronizada.

- **Diagnóstico – Comunicação verbal prejudicada**

  Definição – Capacidade diminuída, retardada ou ausente para receber, processar, transmitir e/ou usar um sistema de símbolos.

  Características definidoras – capacidade prejudicada de falar e dislalia.

  Condição associada – Doença do sistema nervoso central.

REFERÊNCIAS

BARROS, ALBA. et al. Anamnese e exame físico: avaliação diagnóstico de enfermagem no adulto. 2ª edição. Artmed, 2009.

CHAVES, MLF. Acidente vascular encefálico: conceituação e fatores de risco. Revista Brasileira Hipertensão. Porto Alegre, Brasil, edição 4, páginas 372-382, 2000.

DIAGNÓSTICO DE ENFERMAGEM DA NANDA: DEFINIÇÕES E CLASSIFICAÇÃO 2021-2023. 12ª edição. Artmed, 2021.

GOUVÊA, D. GOMES, CSP. MELO, SC. ABRAHÃO, PN. BARBIERI, G. Acidente vascular encefálico: Uma revisão da literatura. Ciência atual. Rio de Janeiro, Brasil, volume 6, fascículo 2, páginas 2-6, 2015.

HINKLE, JL. CHEEVER, KH. Tratado de enfermagem médico-cirúrgica. 14ª edição. Guanabara Koogan, (12 maio 2022).

LESSMANN, JC. CONTO, F. RAMOS, G. BORENSTEIN, MS. MEIRELLES, BHS. Atuação da enfermagem no autocuidado e reabilitação de pacientes que sofreram acidente vascular encefálico. Revista brasileira de enfermagem. Brasília, Brasil, edição 64, páginas 198-202, janeiro de 2011.

MORTON, PG. Cuidados críticos de enfermagem: Uma abordagem holística. 9ª edição. Guanabara Koogan, 2010.

YAMAMOTO, FI. Doenças cerebrovasculares. Grupo e estudo de doenças vasculares cerebrais do hospital das clínicas da faculdade de medicina da universidade de São Paulo. 2010. Disponível em: file:///C:/Users/LFUTIA/Downloads/Manual-De-Doenc%CC%A7as-Cerebrovasculares-Para-Os-Alunos-De-Graduac%CC%A7a%CC%83o-Fa%CC%81bio-I.-Yamamoto.pdf. Acesso em: 09/10/2022.

SESSÃO 2
SISTEMA CARDIOVASCULAR

CAPÍTULO 5 – FISIOLOGIA DO SISTEMA CARDIOVASCULAR

ORGANIZAÇÃO FUNCIONAL

O sistema cardiovascular é responsável pela manutenção do fluxo sanguíneo e perfusão dos inúmeros tecidos corporais. É formado pela bomba cardíaca, responsável por impulsionar o sangue, e pelos vasos sanguíneos (artérias e veias), responsáveis pelo transporte do sangue pelo organismo (TEIXEIRA, 2021).

O coração é formado por 3 tipos diferentes de tecidos, tecido atrial, ventricular e tecido de condução. Ambos os tecidos atrial e ventricular, formam um sincício, estrutura formada por junções comunicantes, que unem eletricamente os cardiomiócitos. Esta estrutura garante que todas as células se contraiam no mesmo momento (TEIXEIRA, 2021).

É importante ressaltar que apesar de o coração possuir 2 sincícios, os mesmos não se conectam, pois entre eles há uma camada de tecido fibroso, que formam as válvulas cardíacas (válvula tricúspide e mitral). Devido à característica tecidual, estas estruturas servem como isolantes, o que impede que os átrios e os ventrículos contraiam no mesmo momento (Figura 2) (TEIXEIRA, 2021).

O potencial de ação cardíaco apresenta um estágio, denominado platô, que não está presente no tecido muscular, sendo assim, o potencial de ação é mais longo no tecido cardíaco. Este evento ocorre devido à presença de canais lentos de sódio e pela diminuição da permeabilidade ao potássio. Os canais lentos de sódio permanecem abertos por mais tempo que os canais rápidos, além disto, o sódio proveniente dos canais lentos é transportado associado a moléculas de cálcio. A presença de uma maior concentração de cálcio oriundo destes canais resulta em uma redução da permeabilidade ao potássio, fazendo com que ocorra o retardo da repolarização e da refratariedade do músculo cardíaco (SILVERTHORN, 2017).

Os processos de despolarização e repolarização garantem a contração e o relaxamento cardíaco. Especificamente no tecido cardíaco o estímulo para contração dos cardiomiócitos é de origem elétrica, diferentemente do que ocorre no músculo esquelético que contrai através de estímulos neuroquímicos. O estímulo elétrico cardíaco se inicia em resposta a um conjunto de células especializadas, localizadas no topo do átrio direito próximo à inserção da veia cava superior, denominado nodo sinusal. Estas células possuem um potencial de repouso de cerca de -50mvolts, comparado aos -85mvolts dos cardiomiócitos. A diferença elétrica garante que a despolarização responsável pela estimulação dos sincícios cardíacos se inicie sempre no nodo sinusal, o que proporciona o efeito de marca-passo cardíaco (SILVERTHORN, 2017).

Sendo assim, a contração cardíaca se inicia com a despolarização do nodo sinusal e a liberação do impulso elétrico pelos átrios, através das vias internodais anterior, média e posterior. Quando o impulso atinge o nodo atrioventricular, há um bloqueio de 0,09 segundos até que o impulso atinja o feixe de His. Este retardo na condução elétrica cardíaca favorece a contração sequencial dos átrios e dos ventrículos, processo importante para a manutenção do direcionamento do fluxo sanguíneo. Após esta etapa o impulso elétrico segue pelo ramo esquerdo e direito das fibras de Purkinje favorecendo a contração ventricular (Figura 2) (SILVERTHORN, 2017).

A dinâmica do potencial de ação através dos cardiomiócitos favorece a contração do sincício cardíaco (sístole) seguido pela repolarização e período de refratariedade, quando o coração relaxa (diástole). A junção da sístole e da diástole formam o ciclo cardíaco (Figura 2) (GUYNTON, 2011).

A sístole e a diástole podem ser divididas em diferentes fases dependendo da pressão nas câmaras cardíacas e da presença ou ausência de ejeção sanguínea. A sístole é dividida em duas fases: (1) período de contração isométrica, quando ocorre um aumento da pressão intraventricular, porém não o suficiente para vencer a oclusão das válvulas semilunares e (2) período de ejeção responsável por impulsionar por volta de 70ml de sangue em direção aos ventrículos. A diástole também é dividida em dois períodos: (1) período de relaxamento isométrico que é o início do relaxamento cardíaco precedendo a abertura das valvas cardíacas (mitral e tricúspide) e (2) período de relaxamento e enchimento, capaz de expandir o ventrículo até que o mesmo reserve um volume de

120ml de sangue. A diferença entre o volume sistólico (70ml) e diastólico (120ml) é denominado volume sistólico final (GUYNTON, 2011).

As dinâmicas contráteis que formam o ciclo cardíaco e garantem o fluxo sanguíneo de forma unidirecional são demonstrações da condução sinética do fluxo sanguíneo e do trabalho externo cardíaco. A condução sinética do fluxo sanguíneo trata-se da condução e aceleração do sangue dentro do coração. O trabalho externo é o responsável por impulsionar o sangue venoso que chega a uma baixa pressão com uma adição pressórica capaz de vencer a resistência vascular periférica garantindo a perfusão do organismo (GUYNTON, 2011).

O trabalho cardíaco é regulado pela resposta cardíaca e autônoma. A resposta cardíaca pode ser explicada pela lei de Frank-Starling, que afirma que quanto maior a distensão cardíaca maior será a força de contração e o volume de sangue ejetado. Diante disto podemos afirmar que quanto mais sangue chegar ao coração maior será o volume expelido em cada sístole cardíaca. A resposta autônoma cardíaca será discutida em maiores detalhes à frente, mas é importante destacar neste momento que a inervação simpática e parassimpática no músculo cardíaco são as grandes responsáveis pela regulação do ciclo cardíaco (GUYNTON, 2011).

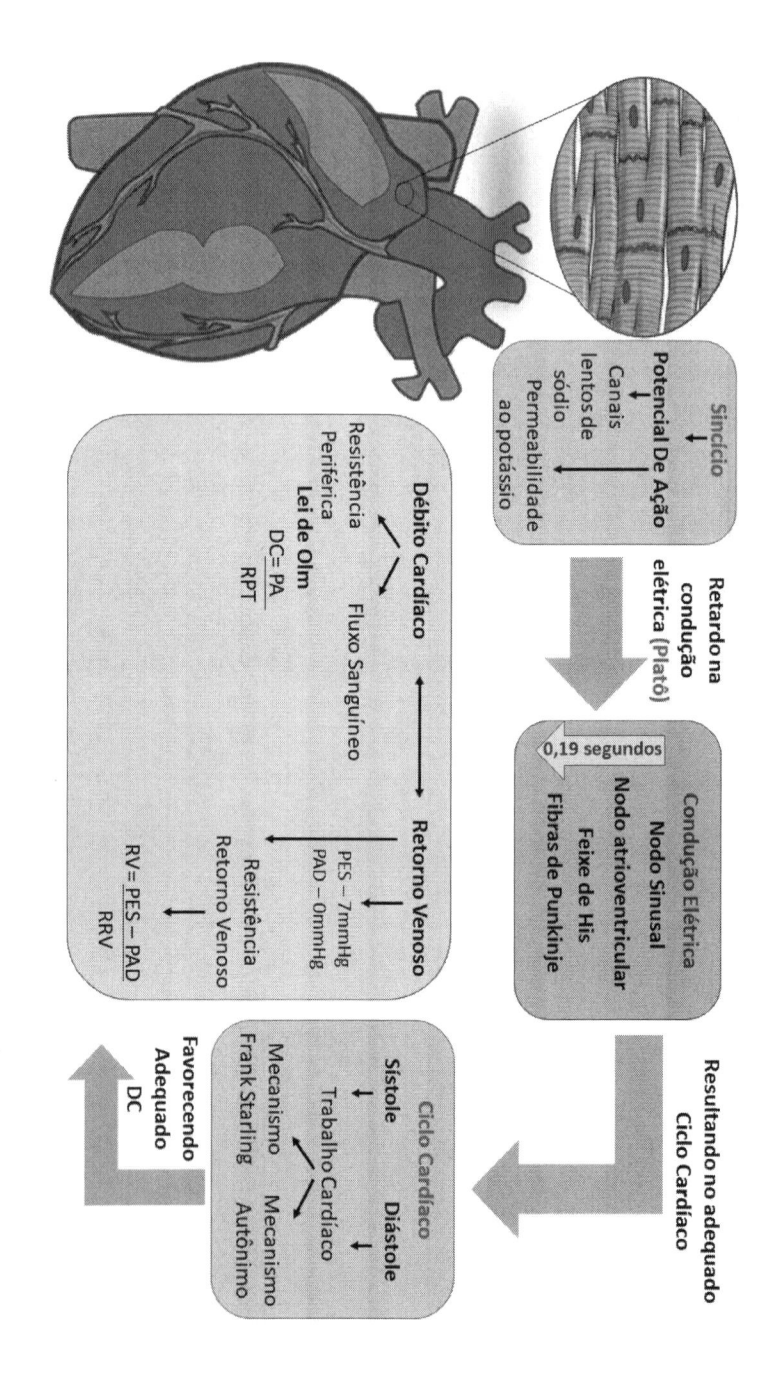

Figura 2: Mapa mental da organização morfofuncional do sistema cardíaco, vias de condução elétrica e ciclo cardíaco.

O coração é formado por uma estrutura denominada sincício, onde há uma disposição celular que permite a passagem de um potencial de ação de uma célula para a próxima devido a presença de junções comunicantes. O potencial de ação cardíaco possui algumas características que o diferencia dos potenciais de ação do musculo esquelético devido à presença do platô, em resposta aos canais lentos de sódio que aumentam a entrada de cálcio extracelular, diminuindo a permeabilidade ao potássio. O ciclo cardíaco é garantido através da transmissão da condução elétrica iniciando pelo nodo sinusal, passando pelo nodo atrioventricular, feixe de His e fibras de Purkinje. O resultado tanto dos mecanismos elétricos como do ciclo cardíaco possui como objetivo a manutenção do débito cardíaco, que é regulado por 3 fatores, a resistência periférica, o fluxo sanguíneo e o retorno venoso. A resistência periférica pode ser definida pela lei de Olm que indica que o débito cardíaco (DC) é igual a razão da pressão arterial (PA) pela resistência periférica (RPT). O retorno venoso por sua vez trata-se da quantidade de sangue que retorna ao coração e se oferece para ser expelido através da sístole ventricular esquerda. O retorno venoso (RV) pode ser calculado pela diferença entre a pressão de enchimento sanguíneo (PES) e a pressão do átrio direito (PAD), dividido pela resistência do retorno venoso. Quanto maior a resistência ao retorno venoso menor será a disponibilidade sanguínea e com isso menor o fluxo sanguíneo.

REGULAÇÃO PERIFÉRICA DO FLUXO SANGUÍNEO

A circulação sanguínea (Figura 3) é dividida em circulação sistêmica (capaz de reter 84% do volume de sangue corporal) e circulação pulmonar (capaz de reter 16% do volume de sangue corporal) e é composta, pelos vasos sanguíneos, que compõem o sistema cardiovascular. É importante destacar que cada estrutura venosa ou arterial o fluxo sanguíneo irá se comportar de uma determinada maneira, pois o fluxo sanguíneo é inversamente proporcional à área de secção transversal do vaso sanguíneo em questão. Sendo que a área de secção transversal de veias pode representar 4x a área das artérias (BARBIN, 2018).

Além da área de secção transversal, há outros fatores que podem interferir no fluxo sanguíneo, como, a demanda metabólica, débito cardíaco e pressão arterial. A demanda metabólica, nada mais é, que a necessidade de fluxo sanguíneo para determinado tecido, frente ao nível de ativação que se apresenta em determinadas circunstâncias. O aumento da atividade muscular durante um exercício aeróbico como uma corrida ou o ato de nadar resultará em aumento do metabolismo muscular esquelético e com isso o aumento da produção de CO_2 e de ácido lático. Ambos causam dilatação de arteríolas e aumento do fluxo sanguíneo para o tecido. Quando ingerimos grandes quantidades de alimento ou a dieta apresenta alto teor energético, a presença deste alimento em nosso trato gastrointestinal (TGI) resulta em um aumento do fluxo sanguíneo para auxiliar a digestão. Ambas as condições são exemplo de regulação do fluxo pela demanda metabólica (BARBIN, 2018).

O débito cardíaco (DC) é proporcional ao retorno venoso de sangue, sendo assim é correto afirmar que em situações normais o volume de ambos se equivale. Sendo assim se houver aumento do retorno venoso, o DC pode ser aumentado de 4 até 7x seu volume normal como forma de compensação. Por fim, a pressão arterial regula o fluxo sanguíneo por meio de lei de Olms (equação 1), que determina que o fluxo sanguíneo pode ser expresso pela razão entre o delta da pressão sanguínea dividido pela resistência periférica (BARBIN, 2018).

Equação 1 – Lei de Olms

$$F = \frac{\Delta P}{R}$$

Como mencionado anteriormente o fluxo sanguíneo é inversamente proporcional à área de secção transversal de determinado vaso sanguíneo, devido ao comprimento e a pressão sanguínea, que serão diferentes dependendo do compartimento em questão. Por exemplo, a pressão sanguínea na artéria aorta é de 120mmHg, passando à 35mmHg nas arteríolas, 17mmHg nos capilares, 10mmHg nas veias até alcançar níveis pressóricos próximos de 0mmHg ao final da veia cava. Esta queda pressórica ocorre devido à resistência que o sangue encontra no organismo (SILVERTHORN, 2017; TEIXEIRA, 2021).

Em relação à resistência ao fluxo sanguíneo, temos que considerar o conceito da lei de Poiseville. Esta lei determina que o transporte de solução específica através de um cilindro é diretamente proporcional ao comprimento e inversamente proporcional a quarta potência do diâmetro do cilindro em questão. Sendo assim, se considerarmos o cilindro como um vaso sanguíneo, podemos afirmar que quanto maior e menos calibroso for o vaso, menor será a condutância sanguínea (SILVERTHORN, 2017; TEIXEIRA, 2021).

Além das variáveis relacionadas aos vasos sanguíneos, as características do sangue também exercem importante influência sobre o fluxo sanguíneo. É importante ressaltar neste momento que, mesmo em condições normais, o sangue flui através dos vasos em um perfil parabólico. Isto significa que no interior de um determinado vaso sanguíneo, que ofereça condições ótimas para a circulação, sem bifurcações ou estruturas que exerçam resistência, será possível observar 2 tipos de fluxo o laminar e o de turbilhonamento (SILVERTHORN, 2017; TEIXEIRA, 2021).

O fluxo laminar, encontrado no centro do vaso sanguíneo é reto e unidirecional, ao passo que quanto mais próximo da periferia do vaso, maior o turbilhonamento do fluxo devido ao contato do sangue com o endotélio vascular. Sendo assim, qualquer estrutura que se ofereça como um obstáculo ao fluxo aumentará o turbilhonamento assim como a resistência venosa periférica. Outro importante fator relacionado à resistência venosa periférica é a fluidez do sangue. O sangue é formado de uma porção líquida, representada pelo plasma e por uma porção sólida, representada pelos eritrócitos e outras células circulantes, mas neste momento nos focaremos apenas nos eritrócitos (GUYNTON, 2011; TEIXEIRA 2021).

Um indivíduo saudável apresenta 38 a 42% de eritrócitos circulantes na corrente sanguínea, sendo assim, qualquer situação que acarrete um aumento na taxa eritrocitária, a viscosidade sanguínea prejudica o fluxo, o retorno venoso e com isso há o prejuízo direto no DC (GUYNTON, 2011; TEIXEIRA 2021).

Até o presente momento discutimos sobre os fatores que interferem no fluxo sanguíneo, a partir daqui, discutiremos os mecanismos regulatórios responsáveis por determinar a dinâmica da circulação sanguínea. Entre os diversos mecanismos podemos citar o controle local, hormonal e central, ambos atuando concomitantemente para garantir perfusão e retorno venoso adequado ao funcionamento do sistema cardiovascular (GUYNTON, 2011; TEIXEIRA 2021).

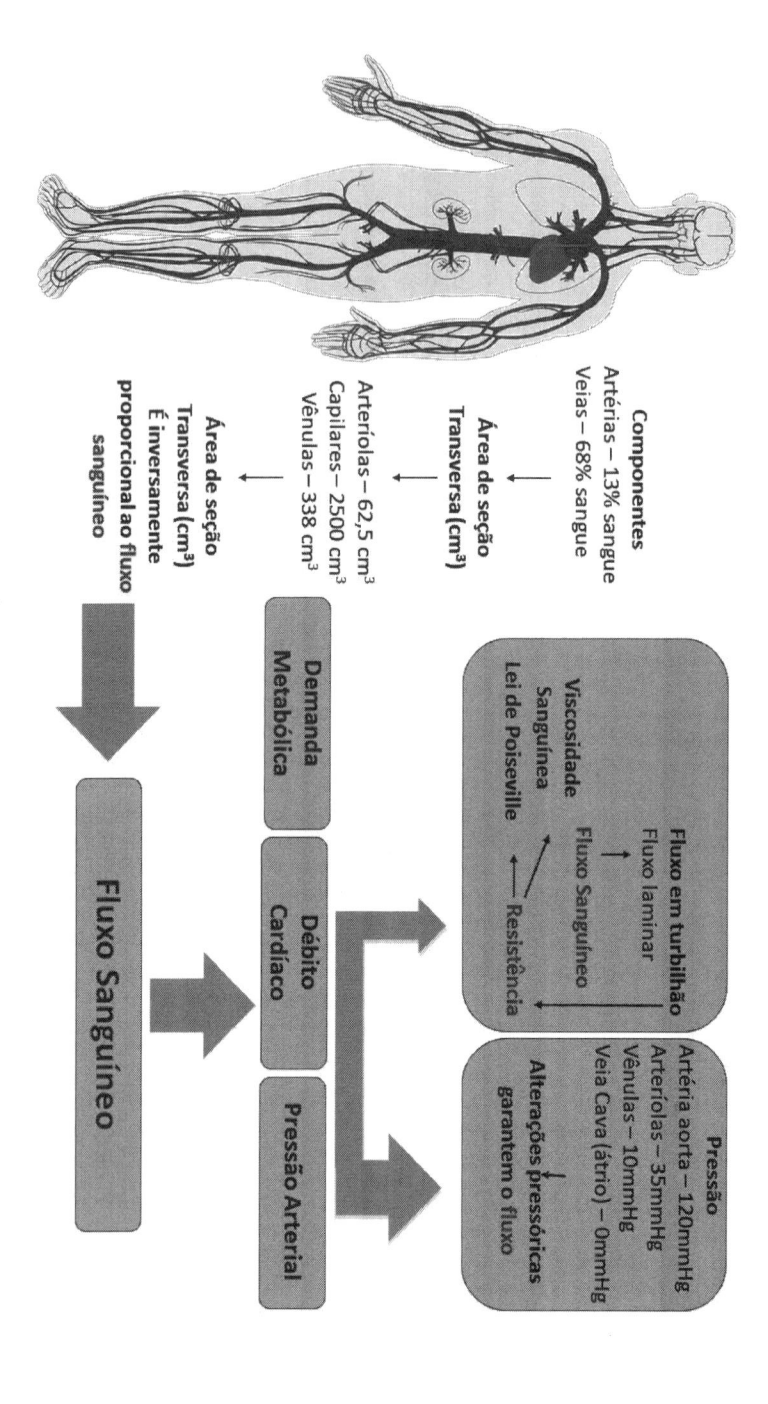

Figura 3: Mapa mental das variáveis que envolvem a dinâmica do fluxo sanguíneo venoso e arterial.

Componentes
Artérias – 13% sangue
Veias – 68% sangue

Área de seção Transversa (cm³)
Arteríolas – 62,5 cm³
Capilares – 2500 cm³
Vênulas – 338 cm³

Área de seção Transversa (cm³)
É inversamente proporcional ao fluxo sanguíneo

Fluxo Sanguíneo

- Demanda Metabólica
- Débito Cardíaco
- Pressão Arterial

Viscosidade Sanguínea
Lei de Poiseville
Fluxo em turbilhão
Fluxo laminar
Fluxo Sanguíneo ↔ Resistência

Pressão
Artéria aorta – 120mmHg
Arteríolas – 35mmHg
Vênulas – 10mmHg
Veia Cava (átrio) – 0mmHg
Alterações pressóricas garantem o fluxo

> A área de seção transversa é um modelo matemático que define a área de um determinado tubo sendo possível afirmar que quanto maior a seção transversal de um determinado tubo, menor será o fluxo sanguíneo. O fluxo sanguíneo pode ser regulado por 3 variáveis, a demanda metabólica que é capaz de aumentar o fluxo sanguíneo de forma diretamente proporcional a atividade de determinado tecido, o débito cardíaco, determinado diretamente através da função da bomba cardíaca e a pressão arterial é o que garante o direcionamento do fluxo a favor de um gradiente pressórico (artéria aorta (120mmHg) e átrio direito (0mmHg)). O gradiente pressórico pode ser diretamente afetado por algumas variáveis como o aumento da viscosidade sanguínea e fluxo de turbilhonamento aumentando assim a resistência vascular periférica. A lei Poiseville indica que a pressão imposta para que haja fluxo de um determinado líquido em um determinado tubo é diretamente proporcional ao comprimento deste tubo e inversamente proporcional ao quadrado do seu raio.

REGULAÇÃO LOCAL, HORMONAL E CENTRAL DO FLUXO SANGUÍNEO

Os mecanismos de controle local podem ainda ser divididos em curto e longo prazo. Os mecanismos de curto prazo podem ser explicados por duas teorias diferentes a metabólica e a miogênica. A teoria metabólica indica que quanto maior a taxa metabólica de um tecido maior será o fluxo sanguíneo neste local em resposta a vasodilatação estimulada pela produção de CO_2, adenosina, ácido lático entre outros produtos finais do metabolismo tecidual. Além do controle metabólico, as variações de oxigênio são inversamente proporcionais a contrações dos esfíncteres encontrados nas metarteríolas aumentando ou diminuindo o fluxo para determinado tecido. A teoria miogênica que se o vaso sanguíneo sofrer alguma distensão ocorrerá uma despolarização compensatória da musculatura lisa do vaso, resultando em vasoconstrição e consequente normalização do fluxo sanguíneo para o tecido (BARBIN, 2018; TEIXEIRA, 2021).

Os mecanismos a longo prazo envolvem a formação de novos vasos, processo conhecido como angiogênese. A angiogênese ocorre através da diminuição da perfusão sanguínea para um determinado tecido, e em resposta a hipoperfusão, ocorre uma maior produção de fatores de crescimento endoteliais. Estes fatores são responsáveis pela formação de uma nova rede venosa conhecida muitas vezes como circulação colateral (BARBIN, 2018; TEIXEIRA, 2021).

O controle hormonal envolve a ação de moléculas vasodilatadoras (óxido nítrico e bradicinina) e vasoconstritoras (adrenalina/noradrenalina e endotelina) capazes de regular a dinâmica dos vasos sanguíneos. Estes compostos podem ser liberados a partir de diferentes estímulos. O óxido nítrico (NO) é um gás lipofílico, produzido a partir da arginina e liberado pelas células endoteliais em resposta ao cisalhamento endotelial, resultado do turbilhonamento sanguíneo e da hipertensão. O NO age através da interação com a guanilato ciclase, ativação da proteína G resultando o relaxamento da musculatura lisa endotelial (BARBIN, 2018; TEIXEIRA, 2021).

A bradicinina, por sua vez é um polipeptídio, produzido a partir de estímulos inflamatórios. Suas principais funções são a vasodilatação venosa, capaz de aumentar o fluxo sanguíneo local em até 6x além de aumentar a permeabilidade capilar (GUYNTON, 2011; SILVERTHORN, 2017).

Os agentes vasoconstritores, como as catecolaminas (noradrenalina, adrenalina) atuam através da distensão venosa, redução do débito cardíaco e hipoperfusão cardíaca e central (SNC). A ação destas catecolaminas age através de receptores adrenérgicos que induzem o inotropismo e cronotropismo cardíaco além de aumentar a constrição da musculatura lisa arterial aumentando a pressão arterial (PA). A endotelina, também atua aumentando a contração dos vasos sanguíneos, liberada pelas células endoteliais em resposta a estímulos lesivos, suas ações vasoconstritoras atuam com o objetivo diminuir o sangramento (GUYNTON, 2011; SILVERTHORN, 2017).

Os sinais adrenérgicos são disparados a partir de informações enviados por receptores periféricos, como é o caso dos barorreceptores e quimiorreceptores. Os barorreceptores são mecanorreceptores encontrados nas paredes de grandes vasos sanguíneos como no arco da aorta e nos seios carotídeos e reconhecem distensões acima de 100mmHg. São estimulados a partir da distensão destes mesmos vasos, sendo os barorreceptores do arco da aorta, sensíveis a uma distensão superior a 30mmHg e os dos seios carotídeos sensíveis a uma distensão superior a 60mmHg.

Estes sinais são enviados ao SNC a partir dos nervos glossofaríngeo e vagal. Os barorreceptores são conhecidos como sistema de tamponamento da PA isto porque, a ausência destes receptores faz com que a PA caísse a níveis próximos de 50mmHg (GUYNTON, 2011; SILVERTHORN, 2017).

Os quimiorreceptores podem ser encontrados tanto na periferia como no SNC. Os receptores situados perifericamente encontram-se próximos aos barorreceptores, e são sensíveis a baixos níveis de oxigênio, induzindo respostas como o aumento na PA e na FC. Por outro lado, os receptores encontrados no SNC, respondem através de sinais como aumento nos níveis de CO_2 e íons hidrogênio, indicando um evento isquêmico do SNC. Em resposta a estes sinais há um aumento da PA a fim de garantir a perfusão do tecido cerebral (BARBIN, 2018; GUYNTON, 2011).

Independente dos receptores envolvidos no reconhecimento das alterações hemodinâmicas, os sinais são enviados até o núcleo do trato solitário (NTS). O NTS recebe estes sinais e sinaliza aos núcleos póstero-lateral e anterior do bulbo, que por sua vez, geram impulsos simpáticos e parassimpáticos regulando assim o fluxo sanguíneo (BARBIN, 2018; GUYNTON, 2011).

Outro tipo de receptores são os de baixa pressão, situados no átrio e na artéria pulmonar, são estimulados quando a pressão nestes dois compartimentos aumenta. Em resposta ocorre um aumento da excreção renal de líquidos através da diminuição da produção do hormônio antidiurético pela hipófise (BARBIN, 2018; GUYNTON, 2011).

A existência de diversos mecanismos (local humoral ou central) para a manutenção do fluxo sanguíneo tem por objetivo manter o débito cardíaco (DC) o mais próximo dos valores fisiológicos garantindo a perfusão sanguínea sistêmica (BARBIN, 2018; GUYNTON, 2011).

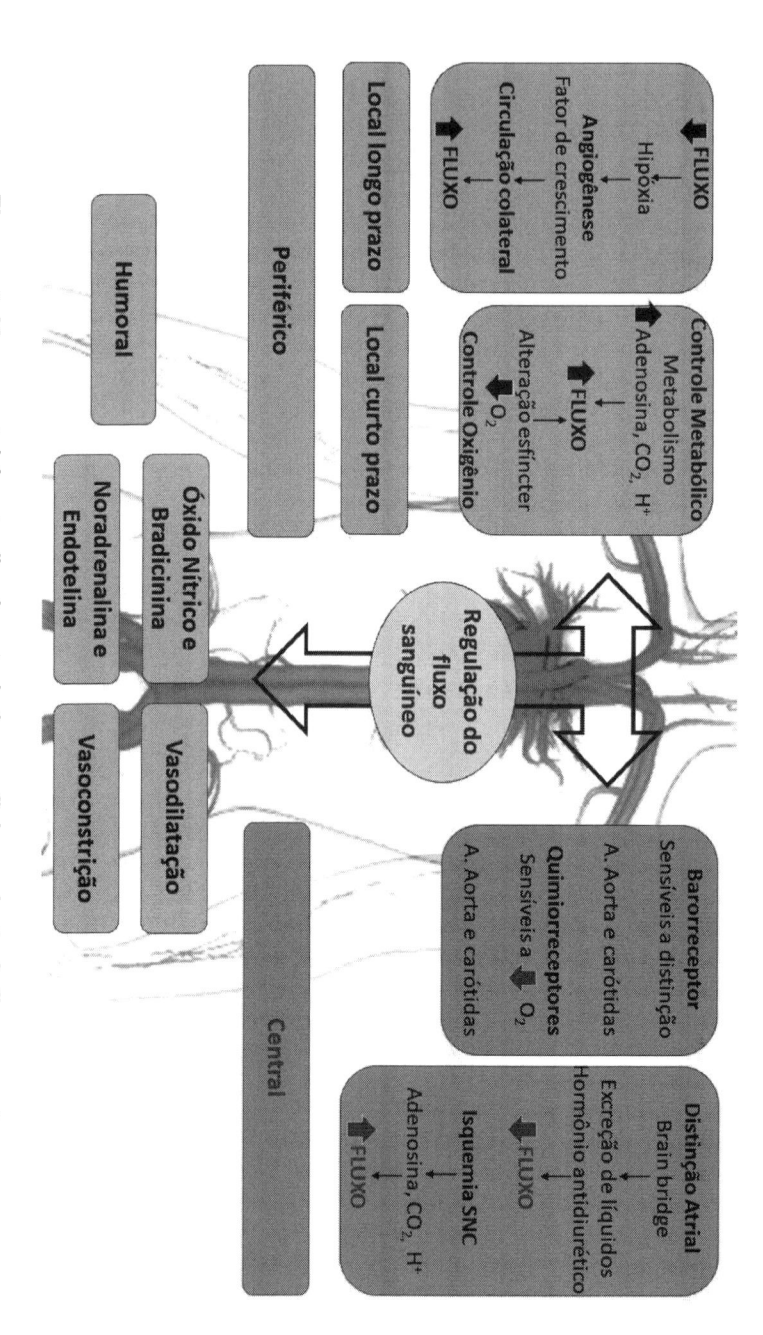

Figura 4: Mapa mental das vias (local, central e humoral) de regulação do fluxo sanguíneo.

O fluxo sanguíneo pode ser regulado por mecanismos locais ou periféricos central e humoral. Os mecanismos locais a curto prazo envolvem a produção de fatores derivados do metabolismo tecidual como a adenosina o dióxido de carbono e o hidrogênio. Os mecanismos locais a longo prazo também são estimulados pela diminuição nos níveis de oxigênio expostos ao tecido em questão, no entanto, estes mecanismos, envolvem a formação de novos vasos sanguíneos (angiogênese) levando ao aumento do fluxo sanguíneo local. Os mecanismos centrais envolvem a ação de barorreceptores e quimiorreceptores os barorreceptores são mecanorreceptores sensíveis à distensão em resposta ao aumento da pressão arterial, enquanto que os quimiorreceptores, são sensíveis aos níveis de oxigênio circulante. Outro mecanismo ocorre através da distensão atrial (efeito de *Bainbridge*) que sinaliza o aumento da excreção de líquidos pelos rins em resposta ao próprio peptídeo natriurético atrial e ao hormônio antidiurético. A isquemia do sistema nervoso sanguíneo (SNC) também leva a produção de adenosina, dióxido de carbono e hidrogênio que geram dilatação nos leitos vasculares intracerebrais aumentando o fluxo no SNC. Por fim, os mecanismos humorais envolvem a liberação de hormônios e neurotransmissão que geram vasodilatação (oxido nítrico e bradicinina) e vasoconstrição (noradrenalina/adrenalina e endotelina).

DÉBITO CARDÍACO

O DC é o volume de sangue expelido pelo coração em um minuto. Pode ser calculado através da multiplicação do volume sistólico (VS) pela FC (equação 2) sendo o valor considerado fisiológico igual a 550ml/min. O DC é utilizado para se definir o índice cárdico uma variável importante na monitorização cardíaca invasiva. O índice cardíaco (equação 3) é definido pela razão entre o DC e a massa corporal expressa em metros quadrados (m^2) e o valor normal para um individuo adulto com 1,80 metros e 70 kg é de 3l/min/m^2 (GUYNTON, 2011; SILVERTHORN, 2017).

Equação 2 - a Débito cardíaco

$$DC = VS \times FC$$

Equação 3 - Índice cardíaco

$$\frac{DC}{\text{Massa corporal } m^2}$$

Duas grandes variáveis são importantes para garantir um DC adequado, o retorno venoso e a resistência vascular periférica. O retorno venoso é definido pela diferença entre a pressão de enchimento sistêmico (PES) e a pressão atrial (PAD). Em condições fisiológicas a PES é 7mmHg enquanto que a PAD é próxima de 0mmHg. No entanto, em condições de hipovolemia resultante de um sangramento importante, a PES pode diminuir significativamente assim como, em caso de insuficiência cardíaca direita pode haver um aumento na PAD. Ambos estes eventos resultariam em uma redução no DC em resposta a alterações no retorno venoso. O retorno venoso pode ser calculado através da razão entre a resistência do retorno venoso pelo resultado da diferença entre a PES e a PAD (equação 4) (GUYTON, 2011; SILVERTHORN, 2017).

Equação 4 - Retorno venoso

$$RV = \frac{PES - PAD}{RRV}$$

A resistência venosa periférica (RVP), como mencionado anteriormente, segue a lei de Frank-Starling, sendo assim a dinâmica do fluxo sanguíneo e seus mecanismos regulatórios atuam para manter esta variável em níveis adequados. Em caso de aumento excessivo da RVP, como no caso da hipertensão ou quando um indivíduo tem algum membro amputado, o coração desprenderá maior quantidade de trabalho para manter a perfusão sistêmica. Como resultado a este mecanismo compensatório poderá haver aumento da massa ventricular esquerda com possíveis alterações na funcionalidade do ciclo cardíaco diminuindo assim o DC (GUYTON, 2011; SILVERTHORN, 2017).

REFERÊNCIAS

BARBIN, ICC. Anatomia e fisiologia humana. Editora e Distribuidora Educacional S.A., 2018.

GUYTON, AC. HALL, JE. Tratado de fisiologia médica. 12ª edição. Elsevier Editora Ltda., 2011.

SILVERTHORN, DU. Fisiologia humana: Uma abordagem integrada. 7ª edição. Artmed, 2017.

TEIXEIRA, DA. Fisiologia humana. Teófilo Otoni, Minas Gerais (MG). Núcleo de Investigação Científica e Extensão (NICE), 2021.

CAPÍTULO 6 – INSUFICIÊNCIA CARDÍACA (IC)

CASO CLÍNICO – IC

Paciente do sexo masculino, 55 anos, fumante ativo (1 maço de cigarros por dia), histórico pessoal de hipertensão (HAS) e diabetes mellitus (DM) sem adesão ao tratamento. Procura o serviço de saúde devido a episódios recorrentes de síncope durante os últimos 3 meses, sendo o último hoje durante o banho. Ao exame físico apresenta-se consciente e orientado sem sinais de alterações pupilares e motoras, hipotenso (PA = 75x60mmHg), taquicárdico (FC = 112bpm), taquipneico (FR = 14 rpm), normotérmico (Temperatura = 36.0) e hiperglicêmico (Dextro = 254mg/dl). Solicitada realização de TC de crânio, Doppler de carótidas, ECOTT e coleta de exames laboratoriais. TC de crânio, sem sinais de episódio isquêmico, sangramento ou massa anormal em parênquima cerebral. Doppler de carótidas e vertebrais com artérias pérvias, sem sinais de oclusão. ECOTT, com sinais de hipertrofia, remodelamento e hipocinesia de ventrículo esquerdo (VE) e ventrículo direito (VD) com fração de ejeção de VE (FEVE) de 35%. Exames laboratoriais, com alteração de marcadores renais (Creatinina = 1,90 mg/dl e Ureia = 256mg/dl) e troponina – 500,5ug/L. Definido diagnóstico de IC, com repercussão hemodinâmica e sofrimento de órgãos nobres. Realizado cadastro na fila de captação de órgãos para posterior transplante cardíaco. Encaminhamento para UTI, puncionado cateter venoso central (CVC) e iniciada infusão de dobutamina (5ug/kg/min) e noradrenalina (0,1ug/kg/min). Devido à refratariedade do paciente as medidas farmacológicas para manutenção da PA, realizado encaminhamento de urgência para setor de hemodinâmica para implante de balão intraórtico (BIA). O dispositivo de BIA foi alocado em MIE e programado para atuar em uma frequência de 1:1, com boa resposta ao tratamento. Neste momento paciente encontra-se normotenso (PA = 90x70mmHg), porém ainda taquicárdico (FC = 111bpm) recebendo infusão de dobutamina (2,5ug/kg/min) e noradrenalina (0,05ug/kg/min), com piora dos níveis de troponina sérica (1035ug/L). Após 7 dias, o paciente foi encaminhado para cirurgia de transplante cardíaco. Retorna do CC, sedado (propofol 25ug/kg/min e Dormonid 5mg/kg/hr), IOT + VM em pressão controlada, mantendo FiO_2 de 80% e PEEP 8, dreno de mediastino e torácico bilateral com débito sanguinolento presente. BIA segue implantado em MIE e programado em 1:1, recebendo infusão de noradrenalina (1ug/kg/min) e vasopressina (0,4UI/min). Após 24 horas do procedimento cardíaco paciente apresenta boa evolução, com ajuste da frequência do BIA para 1:2, ainda em uso das drogas vasoativas (DVA). Realizada retirada de drenos torácicos, mantendo apenas o dreno de mediastino. Após 4 dias do procedimento de transplante realizada retirada de dreno de mediastino, que se apresentava sem débito, desmame de vasopressina, mantendo apenas noradrenalina (0,02ug/kg/min). BIA, neste momento, mantém frequência de 1:3, sendo agendada retirada de dispositivo para as próximas 48 horas. Paciente segue em reabilitação cardiopulmonar e com programação de alta para unidade semi-intensiva para 24 horas após retirada de cateter de BIA.

FISIOPATOLOGIA DA INSUFICIÊNCIA CARDÍACA

A IC trata-se de uma síndrome complexa, no qual o coração torna-se incapaz de fornecer débito cardíaco para suprir as necessidades metabólicas. A IC pode ser classificada de acordo com a fração FEVE, pela gravidade dos sintomas e pela progressão da doença (BARRETO, 1998).

A classificação da IC de acordo com a FEVE pode ser escalonada em preservada (FEVE >50%), reduzida (FEVE<40%) e intermediaria (FEVE 40-49%), sendo que apenas pacientes com FEVE reduzida apresentam redução da morbimortalidade com o tratamento farmacológico. A classificação por alteração funcional tem sido mais usada e descreve a gravidade com base nos sintomas relacionados à atividade física, sendo IC em classe I (ausência de sintomas), classe II (limitação leve), classe III (limitação grave) e classe IV (sintomas em repouso). E por fim a classificação de acordo com o estadiamento da doença, que classifica a doença em estágio A (risco de desenvolver), estágio B (doença estrutural cardíaca assintomática), estágio C (doença estrutural cardíaca sintomática) e estágio D (doença refratária ao tratamento). A aplicação de qualquer uma das escalas descritas até aqui direcionará a equipe para a escolha do tratamento adequado (HINKLE, 2022).

A IC pode ser predisposta por pela HAS, associado a aumento da pós-carga ou ainda por infarto agudo do miocárdio (IAM), ambas as condições que são capazes de alterar a contratilidade cardíaca e reduzir o volume sistólico. Independente do mecanismo envolvido no surgimento da IC há uma série de eventos neuro-humorais que atuam com o objetivo de compensar os mecanismos fisiopatológicos, como, por exemplo: (1) ativação do sistema nervoso simpático (SNS) e (2) ativação do sistema renina angiotensina aldosterona (SRAA). Porém, se descontrolada ambos os mecanismos de compensação podem passar a sobrecarregar o próprio sistema cardiovascular (HINKLE, 2022).

A ativação do SNS, como resultado da redução do fluxo sanguíneo no SNC, resulta na liberação de catecolaminas que agem sobre receptores adrenérgicos, alfa e beta. A ação sobre os receptores alfa, encontrados principalmente nos vasos sanguíneos, provoca vasoconstrição e aumento da pós-carga. Enquanto que, a ação sobre receptores beta, encontrados principalmente nos cardiomiócitos atua através da indução de mecanismos inotrópicos e cronotrópicos. O aumento do trabalho cardíaco está associado a um aumento da liberação intracelular de cálcio, o que causa morte do miócito (MORTON, 2010).

A ativação do sistema renina angiotensina aldosterona (SRAA), atua quando há uma redução no débito cardíaco, resultando em uma diminuição na perfusão renal. Em resposta a hipoperfusão, há a liberação de renina que converte angiotensinogênio em angiotensina I, em seguida a angiotensina I é convertida em angiotensina II pela enzima conversora de angiotensina (ECA). A angiotensina II, age por meio da sensibilização do receptor 1 de angiotensina (AT-1R) causando vasoconstrição, síntese de aldosterona e secreção de vasopressina e de catecolaminas (MORTON, 2010). O aumento da liberação de aldosterona ocasiona o aumento da reabsorção de sódio e água. No entanto, está relacionado com hipocalemia e hipomagnesemia, ambos capazes de alterar a condução elétrica cardíaca e gerar morte de miócitos. Adicionalmente a angiotensina II também é responsável por gerar efeito inotrópico positivo, cardiomegalia e fibrose miocárdica por um mecanismo dependente de fator de crescimento tumoral beta (TGF-beta) (ROCHA, 2019).

O próprio coração também é capaz de regular o volume circulatório. Em caso de sobrecarga volumétrica e pressórica sobre as câmaras cardíacas, há o desenvolvimento de estresse miocárdico, e consequente produção de peptídeo natriurético atrial e cerebral. Seu principal efeito é a proteção da remodelação concêntrica do VE através da indução da vasodilatação, aumento da filtração glomerular e estímulo da diurese (ROCHA, 2019).

ATUAÇÃO DO ENFERMEIRO NO TRATAMENTO DA IC

Tratamento Farmacológico

O tratamento para a IC envolve tanto estratégias farmacológicas como não farmacológicas. As estratégias farmacológicas envolvem o uso de fármacos como os inibidores da ECA (iECA) (captopril), betabloqueadores (metropolol) e agonistas dos receptores de mineralocorticoides (expironolactona e esplerenona) todos eles envolvidos com a redução da mortalidade destes pacientes (CAVALCANTI, 2009).

Estudos demonstraram que o uso de iECA está associado com a redução da remodelação ventricular, promovendo melhora da FEVE e aumento da sobrevida dos pacientes. Recentemente estudos têm abordado a ação da angiotensina 1-7, resultado da clivagem de angiotensina 1 e 2 pela enzima conversora de angiotensina 2 (ECA-2). Este heptapeptídeo tem sido descritos como anti-inflamatório e antifibrótico além de ser um importante vasodilatador, agindo através da liberação de óxido nítrico (CAVALCANTI, 2009).

O enfermeiro atua no gerenciamento da administração medicamentosa e deve conhecer os principais efeitos adversos associados ao tratamento. Os iECA, podem predispor o surgimento de angioedema, sendo assim, é importante manter vigilância contínua da perfusão periférica e presença de edema em MMSS e MMII. É comum o desenvolvimento de crises de tosse, mesmo após a pausa do tratamento, sendo assim, a administração deste medicamento em pacientes com dispneia pode prejudicar a evolução clínica aumentando o tempo de internação (DA COSTA, 2016).

O uso de betabloqueadores também se apresenta como importante opção terapêutica, principalmente pelo efeito inotrópico negativo, associado com a redução do trabalho cardíaco. O uso de bisoprolol e metropolol (beta 1 seletivo) e carvedilol (alfa 1, beta 1 e 2) estão associados com diminuição da mortalidade e da taxa de internação. Os vasodilatadores, como é o caso da isossorbida, têm sido relacionados com a melhora dos parâmetros hemodinâmicos, diminuição da pré-carga, melhora da perfusão ventricular, redução da dilatação de VE e melhora da função ventricular (DA COSTA, 2016). A administração de isossorbida favorece a liberação de óxido nítrico (NO), que por sua vez, estimula vias de sinalização dependentes de GMPc, promovendo o relaxamento da vasculatura venosa e arterial. O enfermeiro deverá permanecer atento aos sinais de hipotensão, bradicardia, além de dor abdominal, náusea e vômitos, resultado de redução do fluxo sanguíneo para o TGI (DA COSTA, 2016).

Por fim, as terapias não farmacológicas, como o remodelamento adverso do VE e instalação do cateter de BIA ofertam de forma mecânica o suporte para a bomba cardíaca. O enfermeiro deverá estar ciente dos mecanismos de ação de cada terapia assim como os riscos envolvidos em cada uma delas (SCOLARI, 2018).

Tratamento não farmacológico

O cateter de BIA é um dispositivo que atua no aumento do volume sistólico e da circulação coronária através da insuflação de um balonete sempre durante a diástole cardíaca. É implantado através de uma punção na artéria femoral, rotineiramente no MIE e é posicionado com a ponta entre o 2º e 3º espaço intercostal esquerdo (SCOLARI, 2018).

O implante de cateter de BIA exige uma série de cuidados específicos por parte da enfermagem. Deve-se a princípio, compreender o estado psicológico do paciente que poderá ser exposto a sensações de medo e ansiedade acerca dos diversos procedimentos que estão sendo ou serão realizados. A orientação referente ao tratamento e a explicação sobre os procedimentos que serão realizados ajuda a reduzir a ansiedade referente ao tratamento (SCOLARI, 2018).

O posicionamento do paciente deverá ser dorsal, com descompressões de proeminências ósseas, a lateralização do paciente deverá ser realizada de forma criteriosa a fim de impedir que este posicionamento prejudique o fluxo sanguíneo do membro puncionado. O enfermeiro deverá garantir que o membro puncionado não seja mobilizado demasiadamente além de evitar movimentos de tração e flexão. Estas medidas têm como objetivo a precaução do deslocamento e da obstrução do cateter, além da redução do atrito do cateter com a luz do vaso reduzindo assim o risco de desenvolvimento de trombose (BARROS, 2009).

O enfermeiro deverá avaliar a condição do membro puncionado, em relação à presença de pulsação perceptível ao toque na artéria poplítea e pediosa, além de avaliar temperatura, perfusão e possíveis sinais de sangramento. É comum que o membro puncionado seja discretamente mais frio, e que os pulsos estejam mais filiformes devido a parcial obstrução exercida pelo cateter. Além disto, o enfermeiro deverá observar a presença de sinais flogísticos como secreção e hipertermia. A avaliação laboratorial pode indicar a presença de leucocitose e aumento dos níveis de proteína C reativa (PCR), ambos sinais de inflamação/infecção. Devemos também observar sinais de sangramento no sítio de inserção do cateter (BARROS, 2009).

Em relação ao desktop do BIA, o enfermeiro deverá gerenciar a quantidade de gás hélio assim como avaliar a frequência que o cateter está auxiliando o paciente. A intensidade da terapia será máxima quando o BIA estiver programado para uma frequência de 1:1 (em que a máquina exerce sua função em um batimento enquanto que o paciente exerce controle no próximo ciclo cardíaco), até uma dependência mínima 1:3 (em que a máquina exerce sua função em um batimento enquanto que o paciente exerce controle nos próximos 03 ciclos) (BARROS, 2009).

ANÁLISE DO CASO CLÍNICO

Paciente com quadro recorrente de síncopes a 3 semanas, descartado eventos isquêmicos e hemorrágicos (TC de Crânio e Doppler de carótidas) porém com alteração grave na função do VE (FEVE=35%) evidenciado ECOTT. As alterações cardiológicas, observada no ECOTT, acompanhado da ausência de sintomas motores e cognitivos indicaram a IC como causadora da síncope.

A origem da IC pode ser resultado da hipertensão não tratada associada a um possível IAM, relacionada a marcadores de dano cardíaco (troponina) elevados. A transferência do paciente para a UTI proporcionou a intensificação dos cuidados, com a punção de um CVC e a implantação de DVA como a noradrenalina e a dobutamina. A dobutamina atua como indutor inotrópico (aumento da força de contração) cardíaco enquanto que a noradrenalina atuará sobre a manutenção da pressão arterial através de seu efeito vasoconstritor. A aplicação deste esquema terapêutico visa melhorar o DC e a pressão de perfusão de órgãos nobres como SNC, rins, fígado e o próprio coração.

Com a evolução do quadro podemos observar que o paciente mantém-se refratário ao tratamento enquanto que há um aumento nos níveis séricos de troponina. Com isso optou-se pela implantação do BIA até que o paciente possa ser submetido ao transplante cardíaco. Neste momento observamos que o paciente apresenta melhora hemodinâmica, devido ao efeito de contrapulsação do BIA favorecendo a melhora da circulação cardíaca. No entanto, apesar da redução na dose de DVA, a frequência do BIA permanece alta, indicando um quadro importante de falência cardíaca.

A solução definitiva para o quadro do paciente é, de fato, o transplante cardíaco. Após este procedimento o paciente retorna a UTI mantendo IOT+VM, com drenos torácicos e mediastinal em uso do BIA e DVA. Neste momento troca-se a dobutamina pela vasopressina. Esta troca ocorre, pois o coração transplantado não é insuficiente, sendo necessário apenas manter a PA adequada garantindo a perfusão do tecido. Com a evolução do quadro observamos que houve a retirada dos dispositivos torácicos, assim como, o desmame das DVA e também do BIA com melhora progressiva do paciente.

DIAGNÓSTICO DE ENFERMAGEM

Os diagnósticos aplicados para o caso clínico em questão foram elaborados com base nos diagnósticos de enfermagem da NANDA 2021-2023 (NANDA, 2021).

- **Diagnóstico – Risco de desequilíbrio eletrolítico**

  Definição – Suscetibilidade a mudanças nos níveis de eletrólitos séricos, que pode comprometer a saúde.

  Condição associada – disfunção renal como resultado da diminuição da perfusão do parênquima.

- **Diagnóstico – Débito Cardíaco diminuído**

  Definição – Volume de Sangue bombeado pelo coração inadequado para atender as demandas metabólicas do organismo.

  Características definidoras – Taquicardia, pressão arterial alterada e fração de ejeção diminuída.

- **Diagnóstico – Risco de perfusão tissular cerebral ineficaz**

  Definição – Suscetibilidade a uma redução na circulação do tecido cerebral, que pode comprometer a saúde.

  Condições associadas – hipertensão e segmento acinético da parede do ventrículo esquerdo.

- **Diagnóstico – Risco de perfusão tissular periférica ineficaz**

  Definição – Suscetibilidade a uma redução da circulação sanguínea para a periferia, que pode comprometer a saúde.

  Condição associada – Procedimentos intravasculares como a implantação do cateter de BIA.

- **Diagnóstico – Risco de Infecção**

    Definição – Suscetibilidade a invasão e multiplicação de organismos patogênicos, que pode comprometer a saúde.

    Fatores de risco – Integridade da pele prejudicada associada a múltiplos dispositivos implantados no paciente.

    Condição associada – DM, HAS e procedimento invasivo.

- **Diagnóstico – Risco de Choque**

    Definição – Suscetibilidade a fluxo sanguíneo inadequado para os tecidos, que pode levar a disfunção celular, que pode comprometer a vida.

    Fatores de risco – Hipóxia, principalmente do tecido cardíaco.

    Condição associada – Dispositivos médicos, doenças cardíacas como é o caso da IC e procedimento cirúrgico, no caso o transplante cardíaco.

- **Diagnóstico – Risco de Sangramento**

    Definição – Suscetibilidade a redução no volume de sangue, que pode comprometer a saúde.

    Condição associada Regime de tratamento que envolve a administração de anticoagulante e a implantação de diversos dispositivos invasivos.

REFERÊNCIAS

BARRETTO, ACP. RAMIRES, JAF. Insuficiência cardíaca. Arquivo brasileiro de cardiologia. São Paulo, Brasil, edição 71, fascículo 4, outubro de 1998.

BARROS, ALBA. et al. Anamnese e exame físico: avaliação diagnóstico de enfermagem no adulto. 2ª edição. Artmed, 2009.

CAVALCANTI, ACD. CORREIA, DMS. QUELUCI, GC. A implantação da consulta de enfermagem ao paciente com insuficiência cardíaca. Revista eletrônica de enfermagem. Brasil, edição 11, páginas 194-199, março de 2009.

DA COSTA GALVÃO, PC. GOMES ET. REMIGIO, TF. BEZERRA, SMMS. Diagnóstico de enfermagem aplicado a pacientes com insuficiência cardíaca descompensada. Cogitare enfermagem. Paraná, Brasil, volume 21, fascículo 2, 2016.

HINKLE, JL. CHEEVER, KH. Tratado de enfermagem médico-cirúrgica. 14ª edição. Guanabara Koogan, (12 maio 2022).

DIAGNÓSTICO DE ENFERMAGEM DA NANDA: DEFINIÇÕES E CLASSIFICAÇÃO 2021-2023. 12ª edição. Artmed, 2021.

MORTON, PG. Cuidados críticos de enfermagem: Uma abordagem holística. 9ª edição. Guanabara Koogan, 2010.

ROCHA, RM. MARTINS WA. Manual de insuficiência cardíaca. Secretaria de saúde – governo do Rio de Janeiro, 2019. Disponível em: file:///C:/Users/LFUTIA/Downloads/Manual%20de%20Insuficie%CC%82ncia%20Cardi%CC%81aca%20SOCERJ2019.pdf. Acesso: 09/08/2022.

SCOLARI, FL. LEITÃO, SAL. FAGANELLO, LS. GOLDRAICH, LA. CLAUSELL, N. Insuficiência cardíaca – fisiopatologia atual e implicações terapêuticas. Revista da sociedade de cardiologia do estado de São Paulo (SOCESP), 2018. Disponível em: file:///C:/Users/LFUTIA/Downloads/9099360151526310668pdfptINSUFICIE%CC%82NCIA%20CARDI%CC%81ACA%20-%20FISIOPATOLOGIA%20ATUAL%20E%20IMPLICAC%CC%A7O%CC%83ES%20TERAPE%CC%82UTICAS_REVISTA%20SOCESP%20V28%20N1.pdf. Acesso em: 09/08/2022.

CAPÍTULO 7 – EXTRASSÍSTOLE VENTRICULAR

CASO CLÍNICO – EXTRASSÍSTOLE VENTRICULAR

Paciente, JFSM, 31 anos, tabagista ativa, refere uso de anticoncepcional e acompanhamento ambulatorial com psiquiatra, devido a diagnóstico de *burnout*. Procurou o serviço de saúde referindo palpitações a 2 semanas, que se intensificaram nas últimas 48 horas associadas a dor torácica (angina estável) e vertigem. Refere também que quando em crise, apresenta letargia e dificuldade de se expressar verbalmente. Realizada abertura de protocolo de dor torácica, solicitado exames laboratoriais, ECG, ECOTT e Doppler de carótidas. Exames laboratoriais com troponina inferior a 3,5 ug/L, e hipocalemia (K^+ - 2,5meq/L). ECG sem sinais de desvio de segmento ST , ECOTT, com FEVE 75%, sem alterações estruturais e Doppler de carótidas com artérias pérvias. Questionada sobre a ingestão de medicamentos, a paciente afirma que realiza consumo sem prescrição médica de furosemida quando se sente inchada . A poucos minutos de ser liberada, solicita equipe de enfermagem referindo novamente os sintomas descritos no momento da admissão. Realizado novo ECG com sinais de taquicardia, sendo a FC = 135 bpm, associado a alargamento de complexo QRS, e onda P não visível. Realizado ausculta de artérias carótidas e excluído a presença de sopro, realizado tentativa de manobra vagal unilateral, porém sem resposta. Realizado 6mg de adenosina, sem resposta, realizada infusão de verapamil e metropolol, com melhora dos sintomas e redução da FC = 90 bpm. Paciente encaminhado para UTI, iniciada reposição de potássio e solicitado Holter de 24 horas, paciente apresentando repetidas crises referindo vertigem e sustentando a taquicardia (FC = 140 bpm) de forma refratária aos medicamentos administrados até o momento (adenosina, verapamil e metropolol). Após resultado de exame de Holter, foi observado que as alterações identificadas no ECG prévio se repetiram muitas vezes durante o período de 24 horas.

Solicitada avaliação da equipe de cardiologia e da equipe de arritmologia, que após avaliar os resultados dos exames, solicitou agendamento de ablação em CC. Após reposição de potássio, coletado controle eletrolítico com valor de K+ = 4,0mEq/ml. Apesar da correção da hipocalemia, paciente segue com taquicardia. Realizada ablação, procedimento sem intercorrências, encaminhada novamente para UTI para observação. Evoluiu nas próximas 24 horas sem novas crises cardíacas, sendo programado alta da UTI e seguimento de tratamento na unidade de internação com posterior acompanhamento ambulatorial.

FISIOPATOLOGIA DA EXTRASSÍSTOLE VENTRICULAR

A extrassístole ventricular trata-se de uma condição que acomete principalmente mulheres jovens e está associada a quadros pregressos de ansiedade, IAM, desequilíbrio eletrolítico entre outros. Caracteristicamente este tipo de arritmia pode apresentar FC acima de 125 bpm. As extrassístoles podem ser causadas pelo mecanismo e reentrada, podendo ser divido em taquicardia (1) por reentrada nodal e (2) atrioventricular (BARRETO,1998).

A extrassístole de entrada nodal ocorre devido à existência de duas vias de condução, uma via de condução rápida e uma via de condução lenta. Durante a despolarização do nodo sinusal o estímulo elétrico viaja por ambas as vias, porém a carga elétrica que viaja pela via rápida bloqueia o nodo atrioventricular impedindo a progressão da onda lenta. O fato é que a via rápida possui um período refratário maior que a via lenta. Sendo assim o estímulo que chega posteriormente no nodo atrioventricular pela via lenta, encontra: (1) Feixe de His despolarizado e bloqueado momentaneamente para o próprio estímulo e (2) as vias atriais despolarizadas pela onda rápida em período refratário, também bloqueado para novos estímulos (BARRETO, 1998).

Sendo assim, a reentrada nodal ocorre quando o estímulo elétrico, que percorreu a via lenta, é capaz de reestimular suas próprias fibras, que por sua vez possuem um tempo de refratariedade menor. As alterações eletrocardiográficas desta arritmia são um intervalo PR maior que o normal, assim como um complexo QRS mais estreito (HINKLE, 2022).

Por outro lado, a extrassístole por reentrada atrioventricular é representada pela síndrome de Wolff-Parkinson-White que ocorre devido à existência de uma via de transmissão elétrica suplementar. Em outras palavras existe uma nova via de condução que liga átrios e ventrículos e que não passa pela via fisiológica iniciada pelo nodo atrioventricular e feixe de His (HINKLE, 2022).

As vias suplementares podem se localizar nos extremos dos ventrículos e exercem uma condução anterógrada e retrógrada. Ao se analisar o perfil eletrocardiográfico, podemos observar que esta condição se caracteriza por: (1) intervalo PR curto, (2) presença de onda delta (oscilação encontrada durante o intervalo entre as ondas QR), que ocorre devido a despolarização adicional dos ventrículos já despolarizados pelo impulso elétrico fisiológico que viaja pelo feixe de His e (3) complexo QRS alargado (MORTON, 2010).

O complexo QRS alargado ocorre, pois, um estímulo elétrico que alcançou os ventrículos pelo feixe de His (via normal), encontra uma via acessória fora do período refratário. Isto faz com que o estímulo elétrico suba para os átrios, através de uma condução anterógrada e desça novamente pelo feixe de His, pois encontra os átrios também em período refratário (MORTON, 2010).

As extrassístoles ventriculares podem ocorrer também como um mecanismo de compensação em resposta ao um bloqueio no nodo atrioventricular. Acontece que uma determinada parte do ventrículo cardíaco, assume o papel de marca-passo devido a ausências na condução do estímulo gerado no nodo sinoatrial. No entanto, o bloqueio, pode não ser total e alguns estímulos passam pelo feixe de His encontrando os impulsos gerados no ventrículo, causando assim a extrassístole (ROCHA, 2019).

ATUAÇÃO DO ENFERMEIRO NO TRATAMENTO DA EXTRASSÍSTOLE VENTRICULAR

Como mencionado anteriormente, o tratamento para as extrassístoles ventriculares pode ser dividido em manobras clínicas (massagem de seio carotídeo), manobras farmacológicas (adenosina, o verapamil e o metoprolol) e em últimos casos, manobras cirúrgicas (ablação) (BARROS, 2009).

A primeira manobra a ser realizada com o objetivo de imprimir ao sistema cardiovascular uma descarga parassimpática é a pressão sobre o seio carotídeo. Esta técnica, conhecida como manobra de Valsalva age através do estímulo mecânico de barorreceptores presentes nas carótidas. Esta pressão física imposta pelos dedos do examinador simula um aumento da pressão arterial que desencadeia uma resposta parassimpática via nervo vago agindo através da redução da FC e da PA (BARROS, 2009). Importante mencionar que as carótidas devem ser auscultadas antes de realizar esta manobra e em caso de sopro presente, sua aplicação é contraindicada. É importante salientar que esta estratégia, quando indicada, deverá ser realizada unilateralmente, devido ao risco de hipoperfusão do SNC pela compressão bilateral das carótidas (CAVALCANTI, 2009).

O tratamento farmacológico envolve o uso da adenosina, que é um agonista parassimpático, de verapamil que é um bloqueador de canais de cálcio e de metoprolol que é um beta bloqueador. Qualquer que seja a classe farmacológica de escolha, todas elas atuam diminuindo o inotropismo e o cronotropismo cardíaco. O enfermeiro intensivista deverá atentar-se para sinais de hipotensão e bradicardia, como, por exemplo, mucosas hipocoradas, turgor da pele reduzida entre outros. A coordenação do tratamento farmacológico é de responsabilidade do enfermeiro e o conhecimento das complicações associadas ao tratamento será indispensável para evitar possíveis efeitos adversos do tratamento (CAVALCANTI, 2009).

Por fim a ablação, muitas vezes realizada em centros hemodinâmicos ou até mesmo no CC. Este procedimento é realizado através da introdução de um cateter em uma artéria (radial ou femoral) e por meio de um estímulo elétrico induz a morte celular de determinada região do ventrículo que tenha assumido o papel de pseudomarcapasso (DA COSTA, 2016).

O enfermeiro deverá garantir ao paciente repouso absoluto em um período de 1 até 6 horas dependendo do quadro clínico do paciente. A monitorização cardíaca é de vital importância para garantir que o procedimento obteve sucesso. O enfermeiro também deverá ajudar o paciente a manter o membro puncionado imobilizado por no mínimo 2 horas, podendo chegar até 4 a 6 horas dependendo do quadro clínico do paciente (SCOLARI, 2018).

ANÁLISE DO CASO CLÍNICO

Paciente do sexo feminino, jovem, com histórico de acompanhamento psiquiátrico devido a quadro de *burnout* em tratamento há 1 ano. Devido ao histórico pessoal da paciente associado a exames cardiológicos (ECG e ECOTT) normais o quadro pode ser interpretado como uma crise de ansiedade. No entanto, a hipocalemia (2,5mEq/L), relacionado ao uso sem indicação médica de furosemida, manteve a paciente em observação.

Durante nova crise arrítmica foi realizado a manobra de valsava, unilateral após ausculta do fluxo carotídeo, no entanto, sem sucesso. A realização desta manobra sem prévia avaliação carotídea pode predispor o deslocamento de possíveis trobos que se alojam no local. Posteriormente, foi aplicada a adenosina, um agonista parassimpático, também sem sucesso, até se optar pela administração de betabloqueadores, que apresentaram eficácia no tratamento da extrassístole.

Após encaminhamento para a UTI, as duas estratégias terapêuticas foram a correção do desequilíbrio hidreletrolítico e a pesquisa mais detalhada do ritmo cardíaco através do exame de holter. O exame de holter demonstrou, em um intervalo de 24 horas, inúmeros episódios de arritmia, mesmo após correção dos níveis séricos de potássio.

A avaliação pela equipe de cardiologia e arritmologia, conduziu o quadro da paciente para a realização da ablação. Trata-se de um processo de inativação de determinada porção do músculo cardíaco, responsável pelos disparos elétricos irregulares. A realização da ablação foi possível, pois durante a realização do holter, o aparelho realiza uma leitura de ECG de 12 derivações, senso assim, é possível identificar a porção do coração responsável pelo quadro clínico da paciente. Após a ablação repetiu-se o holter de 24 horas, para validação da eficácia do procedimento, não sendo observadas novas arritmias.

DIAGNÓSTICO DE ENFERMAGEM

Os diagnósticos aplicados para o caso clínico em questão foram elaborados com base nos diagnósticos de enfermagem da NANDA 2021-2023 (NANDA, 2021).

- **Diagnóstico – Dor aguda**

    Definição – Experiência sensorial e emocional desagradável associada à lesão tissular real ou potencial, ou descrita em termos de tal lesão; início súbito ou lento, de intensidade leve a intensa, com término antecipado ou previsível e com duração menor que 3 meses.

    Característica definidora – relato de característica da dor e intensidade através de escala padronizada.

- **Diagnóstico – Risco de débito cardíaco diminuído**

    Definição – Suscetibilidade a volume de sangue bombeado pelo coração inadequado para atender as demandas metabólicas do organismo, que pode comprometer a saúde.

    Condição associada – frequência e ritmo cardíacos alterados, resultado da extrassístole.

- **Diagnóstico – Risco de trombose**

    Definição – Suscetibilidade a obstrução de vaso sanguíneo por um trombo, que pode romper e se alojar em outro vaso, que pode comprometer a saúde.

    Fatores de risco – Autogestão ineficaz de medicamentos, associando o uso de anticoncepcional ao tabagismo ativo.

    Condição associada – Terapia hormonal com uso de anticoncepcional.

- **Diagnóstico – Risco de confusão aguda**

    Definição – Susceptibilidade a distúrbios reversíveis de consciência, atenção, cognição e percepção que surgem em um período de tempo breve e que podem comprometer a saúde.

Condição associada – nível de consciência diminuído em resposta ocorrência de extrassístoles sustentadas.

- **Diagnóstico – Ansiedade**

    Definição – Resposta emocional a uma ameaça difusa na qual o indivíduo antecipa um perigo, catástrofe ou infortúnio iminente e não específico.
    Característica definidora – produtividade diminuída em resposta ao *burnout*.

- **Diagnóstico – Sobrecarga de estresse**

    Definição – Excessivas quantidades e tipos de demandas que requerem ação.
    Característica definidora Prejuízo funcional frente a síndrome de *burnout*.

REFERÊNCIAS

BARROS, ALBA. et al. Anamnese e exame físico: avaliação diagnóstico de enfermagem no adulto. 2ª edição. Artmed, 2009.

DIAGNÓSTICO DE ENFERMAGEM DA NANDA: DEFINIÇÕES E CLASSIFICAÇÃO 2021-2023. 12ª edição. Artmed, 2021.

GIZZI, JC. SIERRA-REYES, CA. Extra-sístoles ventriculares: quando e como tratá-las. Journal of cardiac arrhythmias. Volume 9, fascículo 3, 1996.

HALIM, FC. Extra-sístole. Revista sociedade cardiológica do estado de São Paulo. São Paulo, Brasil, edição 8, fascículo 1, páginas 81-94, janeiro de 1998.

HINKLE, JL. CHEEVER, KH. Tratado de enfermagem médico-cirúrgica. 14ª edição. Guanabara Koogan, (12 maio 2022).

MORTON, PG. Cuidados críticos de enfermagem: Uma abordagem holística. 9ª edição. Guanabara Koogan, 2010.

TREZZA, E. Alterações eletrocardiográficas, precedendo extra-sístoles ventriculares. Arquivos brasileiros de cardiologia. São Paulo, Brasil, capítulo 87, fascículo 5, novembro de 2006.

CAPÍTULO 8 – ENDOCARDITE

CASO CLÍNICO – ENDOCARDITE

Paciente ASEM, sexo masculino, 65 anos, com histórico pessoal de hipertensão, IAM há 4 anos, IC em tratamento com digoxina e cirurgia cardíaca para troca de válvula aórtica há 2 anos (prótese biológica). Na chegada ao serviço de saúde, refere ter apresentado nas últimas 24 horas, letargia, dor torácica, hipertermia (T= 38,5°C) com episódios de sudorese intensa principalmente à noite e redução no débito urinário. Ao exame físico, paciente apresenta-se consciente e orientado, taquicárdico (FC = 130 bpm), hipotenso (PA = 92x45mmHg) e taquidispneico (FR = 18rpm). Realizada abertura de protocolo de sepse e dor torácica, solicitada realização de ECG, ECOTT e coleta de exames laboratoriais. ECG, sem alterações, ECOTT sem sinais de eventos agudos, mantendo uma FEVE = 40%, coletado 02 pares de hemocultura e urocultura, gasometria arterial com lactato = 40mmol/L, leucocitose 20.000 mm3 com desvio a esquerda e presença de bastões, PCR = 20mg/dl e troponina = 25ug/L. Realizado início de antibioticoterapia com 1g de Rocefin por 07 dias e reposição volêmica com 500ml de solução de ringer lactato. Encaminhado para UTI, nas primeiras 24 horas de internação, apresentou piora do estado hemodinâmico, realizado punção de CVC e iniciada infusão de noradrenalina (0,1ug/kg/min). Mantendo-se hipertérmico (temperatura = 38,6°C), com piora dos exames laboratoriais, apresentando lactato = 60mmol/L, leucocitose 22.000 mm3 com desvio a esquerda e presença de bastões e PCR = 26mg/dl. Resultados de hemocultura positivo para *staphylococcus aureus*. Realizada solicitação de ecocardiograma transesofágico (ETE), com sinais de massa intracardíaca pedunculada em valva aórtica e mitral, com área perivalvar aórtica espessada com aparência ecodensa. Definido diagnóstico como endocardite com presença de vegetação e abscesso. Realizado ajuste de antibioticoterapia, suspenso Rocefin e iniciado uso de apicilina (2g EV de 4/4h) e gentamicina (2mg/kg 1xdia) ambos por 14 dias. Orientado pela equipe médica a administrar a gentamicina em 40 minutos, com mensuração diária do peso corporal em jejum (06:00hs), dos níveis séricos de gentamicina e dos marcadores de função renal (ureia e creatinina). Realizado agendamento para troca de válvula com colocação de prótese metálica. Após 48 horas de internação em UTI, paciente mantém necessidade de infusão de noradrenalina, dose de 0,08ug/kg/min, com discreta melhora de marcadores inflamatórios lactato = 35mmol/L, leucocitose 18.000 mm3 com desvio a esquerda e presença de bastões e PCR = 19mg/dl. Encaminhado para procedimento de troca valvar, retorna a UTI extubado, mantendo dreno torácico bilateral sem débito no momento e dreno mediastinal com débito de 100ml com aspecto sanguinolento. Mantém uso de noradrenalina 0,08ug/kg/min e vasopressina 0,1U/ml. Mantido esquema de antibioticoterapia com níveis séricos normais de gentamicina e função renal preservada. Agendado novo ETE para 7 dias após procedimento cirúrgico mantendo vigilância infecciosa.

FISIOPATOLOGIA DA ENDOCARDITE

Dados epidemiológicos da endocardite apresentam uma incidência de 1,7 a 6,2 casos a cada 100.000 habitantes, acometendo mais homens do que mulheres (proporção de 1,7:1 respectivamente) na faixa etária de 47 a 69 anos. Os principais fatores associados ao desenvolvimento da endocardite são os agentes infecciosos e as cardiopatias, como, por exemplo, má formação valvar, refluxo mitral e aórtico e doenças reumáticas (GUTIERREZ, 2004).

A endocardite é uma condição causada por um processo inflamatório/infeccioso no endocárdio. Esta doença acomete principalmente as regiões das valvas cardíacas e em maior frequência as valvas mitral e aórtica, a endocardite nas valvas tricúspide e pulmonar estão associadas com o uso de drogas endovenosas e manutenção prolongada de dispositivos venosos centrais (GUTIERREZ, 2004).

A endocardite se inicia com um processo de lesão endotelial, causado por uma turbulência sanguínea. Esta alteração de fluxo pode ser ocasionada devido ao comprometimento valvar, prótese mal funcionante, comunicação ventricular, cardiomiopatia hipertrófica obstrutiva entre outros. Com a lesão endotelial ocorre a formação de um trombo estéril que oportunamente, pode ser colonizado por bactérias, que se multiplicarão neste local formando o que chamamos de vegetação (MANSUR, 1990; SALGADO, 2013).

A presença de dispositivos intracardíacos, como é o caso dos cabos de marca-passo e desfibriladores implantáveis podem servir como suporte, representando um facilitador para a colonização de bactérias (principalmente *staphylococcus aureus)* devido ao alto risco de ocorrência de trombos nestas localidades (MANSUR, 1990; SALGADO, 2013).

O diagnóstico desta condição é baseado nos critérios de DUKE modificado (Tabela 2) e nos critérios ecocardiográficos. Para que se defina o diagnóstico de endocardite, deverá haver, de acordo com o critério de DUKE, 2 critérios maiores ou 1 maior e 3 menores. No caso das alterações cardiográficas, ambos os métodos (ECOTT e o ETE) são de vital importância para o diagnóstico de endocardite. No entanto, há discrepâncias entre as metodologias, enquanto que o ETE possui sensibilidade de 90 a 100%, o ECOTT não ultrapassa 63% (HINKLE, 2022).

Os sinais clássicos, observados nos exames de imagem, para a determinação da endocardite, são: (1) presença de vegetação, (2) abscessos e (3) deiscências de próteses valvares. A vegetação é definida pela presença de massa intracardíaca oscilante ou não, podendo ser uma ou mais, podendo acometer ambas as valvas cardíacas. O abscesso, por sua vez, se destaca por uma área perivalvar heterogênea, com aparência de ecodensidade. Por fim a deiscência valvar é caracterizada pela presença de refluxo valvar, associado ou não, à presença de vegetação (HINKLE, 2022).

Além do abscesso, há também o risco de desenvolvimento de embolia e IC. A embolia ocorre em 20 a 50% dos casos de endocardite e está associada com a presença de vegetação aderida aos folhetos valvares mitrais, menores que 15 mm e que sejam causadas pelo *staphylococcus aureus* (MORTON, 2010).

A IC, por sua vez, está associada à alteração estrutural importante da valva ou da prótese, resultando em uma redução do débito cardíaco, em resposta a um refluxo ou uma obstrução (por parte da vegetação) do óstio valvar. Importante salientar que a IC neste caso, não é afetado pela alteração na contratilidade e sim pela alteração estrutura das válvulas (MORTON, 2010).

Tabela 1: Critérios de DUKE modificado para o diagnóstico de endocardite

Critérios Maiores
· Organismos típicos observados em 2 hemoculturas diferentes: Streptococcus do grupo viridans, S. aureus, HACEK (Haemophilus, Actinobacillus, Cardiobacterium, Eikenella ou Kingella), ou Streptococcus bovis; Enterococcus adquiridos em comunidade na ausência de uma fonte primária de infecção
· Hemoculturas persistentemente positivas com outros organismos: 2 hemoculturas positivas com mais de 12 horas de intervalo entre elas; ou positividade em todas de 3 ou a maioria de 4 com intervalo entra a primeira e última coleta maior que 1 hora
· Cultura, teste de biologia molecular ou sorologia igG fase 1 >1:800 para Coxiella burnetti
Evidências de envolvimento endocárdico
· Ecocardiograma demonstrando massa intracardíaca oscilante sem outra explicação ou abscesso, ou nova deiscência parcial de uma valva protética, ou nova regurgitação valvar.
Critérios Menores
Predisposição a endocardite
· Endocardite prévia, uso de drogas injetáveis, valva cardíaca protética ou lesão cardíaca causando fluxo sanguíneo turbulento
Febre acima de 38°C
Fenômeno vascular:
· Embolismo arterial, infarto pulmonar, aneurisma micótico, hemorragia intracraniana ou conjuntival, ou lesões de Janeway
Fenômeno Imunológico:
· Glomerulonefrite, nódulos de Osler, manchas de Roth e fator reumatoide positivo
Achados microbiológicos que não preenchem os critérios maiores

ATUAÇÃO DO ENFERMEIRO NO TRATAMENTO DA ENDOCARDITE

O tratamento para a endocardite é composto pela associação entre um esquema antimicrobiano, realizado por 4 a 6 semanas, por via endovenosa e a realização de intervenção cirúrgica para restabelecer a válvula defeituosa. O enfermeiro é responsável pela avaliação e a passagem cateter de PICC, proporcionando um acesso venoso viável e duradouro, associado ao menor risco de infecção. As estruturas perivalvares, local de maior crescimento de microrganismos, são avascularizadas e tornam o tratamento um desafio, devido a má perfusão e o baixo acesso dos antibióticos ao local do crescimento microbiano (BARROS, 2009).

Em caso de endocardite infecciosa subaguda, quando os sinais e sintomas iniciaram a mais de 2 semanas, o tratamento empregado é uma combinação entre ampicilina e gentamicina, caso o paciente tenha indicação cirúrgica. No entanto, em caso de contraindicação cirúrgica a escolha é feita pela associação entre a gentamicina, o ceftriaxona. O ceftriaxona está associado com a indução de betalactamases que são enzimas produzidas pelas bactérias envolvidas com o desenvolvimento da resistência aos antibióticos (BARROS, 2009).

O enfermeiro deverá pesar o paciente diariamente, de preferência em jejum, para que se possa calcular a dose adequada dos antimicrobianos. A administração de gentamicina tem sido associada com o desenvolvimento de paralisia respiratória e lesão renal. Sendo assim o enfermeiro deverá garantir que este antibiótico seja infundido em 40 minutos, e avaliar os marcadores séricos de função renal (creatinina 0,7 a 1,3mg/dl e ureia 13 e 43 mg/dL) (BARROS, 2009). O controle dos níveis séricos de creatinina e ureia são tão importantes como a avaliação do débito urinário e gerenciamento do balanço hídrico. O enfermeiro deverá atentar-se para sinais de oligúria (0,50 a 0,99ml/kg/hr) e/ou anúria (abaixo de 0,50ml/kg/hr). Adicionalmente é papel do enfermeiro garantir, em parceria com a equipe médica, que o controle sérico de gentamicina (pós dose entre 3 a 5ug/ml) esteja sendo coletado de forma adequada (GIRÃO, 2021).

Em caso de endocardite infecciosa aguda, quando os sintomas surgiram a menos de 2 semanas, é indicado a aplicação de oxacilina e vancomicina. O enfermeiro, assim como no caso da gentamicina deverá mensurar diariamente o peso corporal do paciente para o cálculo da dose de vancomicina. É importante destacar que a dose inicial deverá ser de 20mg/kg, não ultrapassando o limite diário de 4g/dia (GIRÃO, 2021).

Por fim, em caso de endocardite infecciosa aguda em válvula protética, que é capaz de provocar sintomas em períodos menores que 60 dias o esquema terapêutico envolverá a aplicação de vancomicina, gentamicina, meropenem e rifampicina. A associação da rifampicina geralmente ocorre após 5 dias do início do tratamento e tem como objetivo impedir a formação de placas de betalactamase pelos microrganismos (PESTANA, 2022).

O procedimento cirúrgico de valvuloplastia, troca de válvula ou de prótese exigirá do enfermeiro todos os cuidados pós-cirúrgicos com o paciente. Caso o paciente esteja sob ventilação mecânica deverá manter os cuidados para se evitar PAV como elevação do decúbito (30 a 45°), realização de aspiração de vias aéreas e manutenção da pressão adequada de cuff (PESTANA, 2022).

O correto manuseio dos drenos de tórax também é de responsabilidade do enfermeiro, que deverá manter curativos secundários, chamados de mesos , auxiliando no posicionamento adequado dos dispositivos. Ao realizar a troca do selo d'água, o enfermeiro deverá garantir que a extremidade do dreno esteja fechada além de controlar e registrar o débito destes dispositivos. O dreno mediastinal além dos cuidados citados acima, em alguns casos exigirá que se faça a ordenha, este procedimento, se trata da tração, utilizando uma pinça adequada, da extensão do dreno favorecendo a drenagem do líquido mediastinal (BARROS, 2009).

O enfermeiro deverá observar para sinais de sangramento e choque, como taquicardia, hipotensão, hematomas, sangramentos nas inserções dos drenos e na incisão cirúrgica além de garantir o manuseio dos dispositivos sem expor o paciente ao risco de infecção (BARROS, 2009).

ANÁLISE DO CASO

Paciente com histórico de troca de valva mitral em uso de digoxina apresenta histórico clínico de quadro infeccioso com repercussão hemodinâmica, resultado de um baixo DC. A hipoperfusão do SNC e do sistema renal podem ser evidenciados pelo RNC e oligúria, respectivamente. Ao se realizar os exames iniciais, observaram-se sinais de choque cardiogênico devido a provável acometimento da bomba cardíaca. Adicionado a isto, observou-se troponina elevada (25ug/L) e FEVE reduzida (40%) além de leucocitose (20.000) e PCR elevado (20mg/dl).

Após abertura do protocolo de sepse, realizado coleta de culturas e início de antibiótico. Paciente segue com hipotensão, apresentando refratariedade a medidas de ressuscitação volêmica com solução de cristaloides, sendo assim, iniciado noradrenalina para manutenção da perfusão periférica e controle da sintomatologia (RNC e oligúria).

Após identificação do micro-organismo e realização de ECOTE com evidenciação de vegetação em válvula aórtica, foi realizado escalonamento de antibióticos e agendamento de troca de valva com uso de prótese metálica. Realizado início de controle sérico de gentamicina devido a potencial efeito nefrotóxico. Paciente evolui com melhora do perfil infeccioso.

DIAGNÓSTICO DE ENFERMAGEM

Os diagnósticos aplicados para o caso clínico em questão foram elaborados com base nos diagnósticos de enfermagem da NANDA 2021-2023 (NANDA, 2021).

- **Diagnóstico – Risco de desequilíbrio eletrolítico**

    Definição – Suscetibilidade a mudanças nos níveis de eletrólitos séricos, que pode comprometer a saúde.

    Condição associada – disfunção renal como resultado da diminuição da perfusão do parênquima.

- **Diagnóstico – Risco de volume de líquido desequilibrado**

    Definição – Suscetibilidade a diminuição, aumento ou rápida mudança de uma localização para outra do líquido intravascular, intersticial e/ou intracelular, que pode comprometer a saúde.

    Característica associada – Desvio de fluxo sanguíneo em resposta ao processo inflamatório cardíaco afetando a eliminação de líquidos (diurese).

- **Diagnóstico – Troca de gases prejudicada**

    Definição – Excesso ou déficit na oxigenação e/ou na eliminação de dióxido de carbono.

    Característica definidora – Profundidade e ritmo respiratórios alterados.

    Condição associada – Doença cardíaca (endocardite).

- **Diagnóstico – Débito Cardíaco diminuído**

    Definição – Volume de Sangue bombeado pelo coração inadequado para atender as demandas metabólicas do organismo.

    Características definidoras – Taquicardia, pressão arterial alterada e fração de ejeção diminuída.

- **Diagnóstico – Risco de perfusão tissular periférica ineficaz**

    Definição – Suscetibilidade a uma redução da circulação sanguínea para a periferia, que pode comprometer a saúde.

    Condição associada – Hipertensão.

REFERÊNCIAS

BARROS, Alba. et al. Anamnese e exame físico: avaliação diagnóstico de enfermagem no adulto. 2ª edição. Artmed, 2009.

DIAGNÓSTICO DE ENFERMAGEM DA NANDA: DEFINIÇÕES E CLASSIFICAÇÃO 2021-2023. 12ª edição. Artmed, 2021.

GIRÃO, RKC. BRAGA, BK. DA SILVA, ME. DE LIMA, LR. Cuidados de enfermagem para paciente com endocardite infecciosa: uma revisão da literatura. Encontro de extensão, docência e iniciação cientifica. Quixada, Brasil, volume 8, 2021.

GUTIERREZ, P. CALDERARO, D. CARAMELLI, B. Endocardite infecciosa. Diretrizes em foco revista da associação médica brasileira. Brasil, edição 50, páginas 109-126, abril de 2004.

HINKLE, JL. CHEEVER, KH. Tratado de enfermagem médico-cirúrgica. 14ª edição. Guanabara Koogan, (12 maio 2022).

MANSUR, AJ. GRINBERG, M. GALLUCCI, SDD. BELLOTTI, G. JATENE, AD. PILEGGI, F. Endocardite infecciosa: análise de 300 episódios. Arquivo brasileiro de cardiologia. Brasil, edição 54, páginas 13-21, janeiro de 1990.

MORTON, PG. Cuidados críticos de enfermagem: Uma abordagem holística. 9ª edição. Guanabara Koogan, 2010.

PESTANA, P. QUERIDO, C. Diretrizes para o diagnóstico e tratamento de endocardite infecciosa. Serviço de doenças infecciosas e parasitárias do hospital universitário Clementino Fraga Filho. Disponível em: file:///C:/Users/LFUTIA/Downloads/rotina%20endocardite%20infecciosa.pdf. Acesso: 09/08/2022.

SALGADO, AA. LAMAS, CC. BÓIA, MN. Endocardite infecciosa: o que mudou na última década? Revista HUPE, 2013. Disponível em:file:///C:/Users/LFUTIA/Downloads/412_pt.pdf. Acesso: 09/08/2022.

SESSÃO 3
SISTEMA RESPIRATÓRIO

CAPÍTULO 9 – FISIOLOGIA DO SISTEMA RESPIRATÓRIO

O sistema respiratório é responsável pela realização da hematopoiese (oferta de oxigênio (O_2) e captação de dióxido de carbono (CO_2) a partir do sangue). A organização anatomofuncional do sistema respiratório envolve as narinas, conchas nasais, nasofaringe, orofaringe, laringofaringe, laringe, traqueia, brônquios lobares, brônquios segmentares, bronquíolos e alvéolos pulmonares. A troca gasosa, propriamente dita, ocorre nos alvéolos através da membrana alvéolo-capilar, devido a sua estrutura delgada, que favorece o transporte dos gases (BARBIN, 2018).

Adicionalmente, podemos ainda, classificar as diferentes porções do sistema respiratório é através de zonas respiratórias, cada uma, responsável por processos específicos, desde a captação, transporte e troca gasosa. São elas, a zona de transporte, transição e respiratória, a zona de transporte compreende as vias aéreas superiores até a 17ª geração de brônquios (a cada vez que os brônquios se bifurcam define se 1 geração). A principal função da zona de transporte é a umidificação, filtração e aquecimento do ar inspirado. A zona de transição, por sua vez, ocupa entre a 17ª e 19ª geração brônquica, assim como na zona de transporte as bifurcações brônquicas na zona de transição continuam a gerar atrito entre as moléculas inspiradas o que favorece a filtração do ar (BARBIN, 2018).

Por fim a zona respiratória, que ocupa entre a 19ª e 23ª geração, tem como principal função, a realização da troca gasosa propriamente dita. Este processo é realizado pela unidade morfofuncional pulmonar denominada alvéolo pulmonar. O alvéolo é uma estrutura arredondada, podendo medir aproximadamente 1 milímetro (mm) e composto por três tipos celulares, os pneumócitos tipo 1, pneumócitos tipo 2 e macrófagos alveolares. Os pneumócitos tipo 1 possuem poucas mitocôndrias e uma atividade metabólica relativamente baixa, são chamados de células estruturais. Os pneumócitos tipo 2 possuem grande quantidade de mitocôndrias, sendo uma célula altamente metabólica, são responsáveis pela produção de surfactante que é armazenado em vesículas, denominadas corpúsculo lamelar. Por fim os macrófagos são células imunológicas que formam a primeira linha de defesa pulmonar realizando funções inatas e também participando como apresentadores de antígeno (BARBIN, 2018).

No alvéolo pulmonar a troca gasosa é facilitada devido à membrana extremamente delgada que separa a luz alveolar das hemácias. A esta estrutura, chamamos de membrana alvéolo-capilar e ela é formada pelo: (1) líquido alveolar, (2) epitélio alveolar, (3) membrana basal, (4) estroma alveolar, (5) membrana basal, (6) epitélio, (7) plasma e (8) membrana da hemácia (GUYNTON, 2011).

O O_2, após ser transportado através do sistema respiratório e alcançar a membrana alvéolo-capilar, é captado pelas hemácias (responsável pelo transporte de aproximadamente 95% do O_2) e associado ao grupamento heme da hemoglobina. A hemoglobina é uma proteína formada por 4 porções, sendo 2 alfas (compostas por 141 aminoácidos), duas betas (compostas por 146 aminoácidos) e quatro grupamentos heme, um em cada porção. Cada grupamento heme é formado, por 4 anéis pirrólicos ligados entre si por um átomo de ferro, quando a molécula de O_2 se associa ao grupamento heme, a hemoglobina é chamada de oxi-hemoglobina. Em condições em que há diminuição na quantidade disponível de O_2, podemos afirmar que o paciente está em um quadro de hipóxia. A hipóxia pode possuir diferentes origens, como, por exemplo, hipóxia hipóxica, anêmica, de estase e citotóxica (GUYNTON, 2011).

A hipóxia hipóxica ocorre quando há redução no teor de oxigênio no ambiente, o que comumente ocorre em regiões de altitude elevada. A hipóxia anêmica, por sua vez, ocorre quando há redução na quantidade e forma das células carreadoras de O_2 (hemácias). A hipóxia de estase ocorre quando há diminuição volêmica, em casos de sangramento ou hemólise importante. E por fim, a hipóxia citotóxica ocorre quando há uma redução no metabolismo tecidual (GUYNTON, 2011).

A lei de Fick demonstra que a oxigenação pulmonar é resultado da perfusão associada à pressão do gás (no caso oxigênio) e a área de troca pulmonar disponível. Sendo assim, podemos afirmar também que em caso de perda de parênquima pulmonar podemos observar um quadro de hipóxia, por redução na área viável de troca gasosa (SILVERTHORN, 2017).

Assim como o O_2, o CO_2 também é transportado principalmente pela hemoglobina, no entanto, com maior afinidade que o oxigênio. Quando transporta CO_2, também associado nos grupamentos heme, a hemoglobina é chamada de carboxi-hemoglobina. Em casos de diminuição ou aumento dos níveis circulantes de CO_2 (35 a 45mmHg), temos um quadro de hipo ou hipercapnia respectivamente. Caso haja variação importante dos níveis de CO2, será observado, em iguais proporções, variações nos níveis circulantes de ácido carbônico. Estas oscilações são responsáveis por resultar em variações no equilíbrio acidobásico do organismo dependendo do desequilibro observado (SILVERTHORN, 2017).

MECÂNICA RESPIRATÓRIA

A mecânica respiratória trata-se das forças envolvidas na geração do ciclo respiratório. O ciclo respiratório é formado pelos movimentos de inspiração e expiração, os grupamentos musculares responsáveis pelos movimentos inspiratórios, são o diafragma, músculos intercostais externos, para esternais, escaleno e esternocleidomastoideo. Em situações de repouso a expiração é um processo que envolve apenas o relaxamento dos músculos inspiratórios. No entanto, em condições, em que há a necessidade de se aumentar a frequência e da amplitude respiratória, a expiração passa a ser um processo ativo envolvendo, os músculos peitorais maiores e a musculatura abdominal (SILVERTHORN, 2017).

Além da atividade muscular há outras variáveis, de igual importância, envolvidas na mecânica respiratória, como, por exemplo, a elasticidade, a resistência e o trabalho das vias aéreas (Figura 5). A elasticidade, nada mais é, que a capacidade de determinado tecido ou estrutura se distender. A caixa torácica é formada por mais de um componente (parênquima pulmonar, pleuras e parede torácica), isso significa que a força que deverá ser empregada para expandir a caixa torácica é a soma das forças necessárias para expandir cada componente em separado. A lei de Hooke indica que a distensibilidade da caixa torácica é diretamente relacionada com a força imposta para que ela se distenda, ou seja, quanto mais energia desprendida, maior será a distensão. A elasticidade pulmonar possui duas variáveis, a complacência e a tensão superficial. A complacência é capacidade do tecido se distender frente a uma determinada força imposta (lei de Hooke), enquanto que a tensão superficial é determinada pela presença de surfactante dentro do alvéolo impedindo que ocorra seu colabamento (TEIXEIRA, 2021).

A lei de Poiseville é uma variável importante quando analisamos a resistência das vias aéreas. Esta lei indica que um determinado fluxo necessita de uma determinada força para percorrer um compartimento do ponto A até o ponto B. E que esse fluxo, é diretamente proporcional ao comprimento do compartimento e inversamente proporcional a quarta potência do seu raio. Aplicando-se este conceito nas vias respiratórias, o fluxo de ar sofre a resistência do comprimento e do raio das vias aéreas. Se afirmarmos que em condições fisiológicas, o trato respiratório é repleto de bifurcações brônquicas, estas características anatômicas exercem certa resistência ao ar inspirado. Adicionalmente, em condições em que há um processo de inflamação em curso, pode haver enrijecimento do epitélio ciliar e aumento da secreção dentro das vias aéreas. Estes eventos exercerão maior resistência ao fluxo aéreo dentro do sistema respiratório (TEIXEIRA, 2021).

O trabalho respiratório é a força necessária para vencer a resistência imposta pelas duas primeiras variáveis descritas acima (elasticidade e resistência). Temos dois tipos de trabalho pulmonar, o trabalho elástico e o trabalho resistivo. O trabalho elástico é a força necessária para vencer a retração do tecido, visto, que todo tecido elástico quando distendido tende a apresentar uma força contraria em direção à sua posição de origem. Por fim o trabalho resistivo é a energia imposta para vencer qualquer resistência adicional ao fluxo de ar nas vias aéreas, é comum em circunstâncias em que haja algum tipo de obstrução das vias aéreas (TEIXEIRA, 2021).

A mecânica ventilatória atua para garantir o adequado funcionamento do ciclo respiratório e assim a manutenção dos volumes e capacidades pulmonares resultando no adequado funcionamento do sistema respiratório (BARBIN, 2018; GUYNTON, 2011).

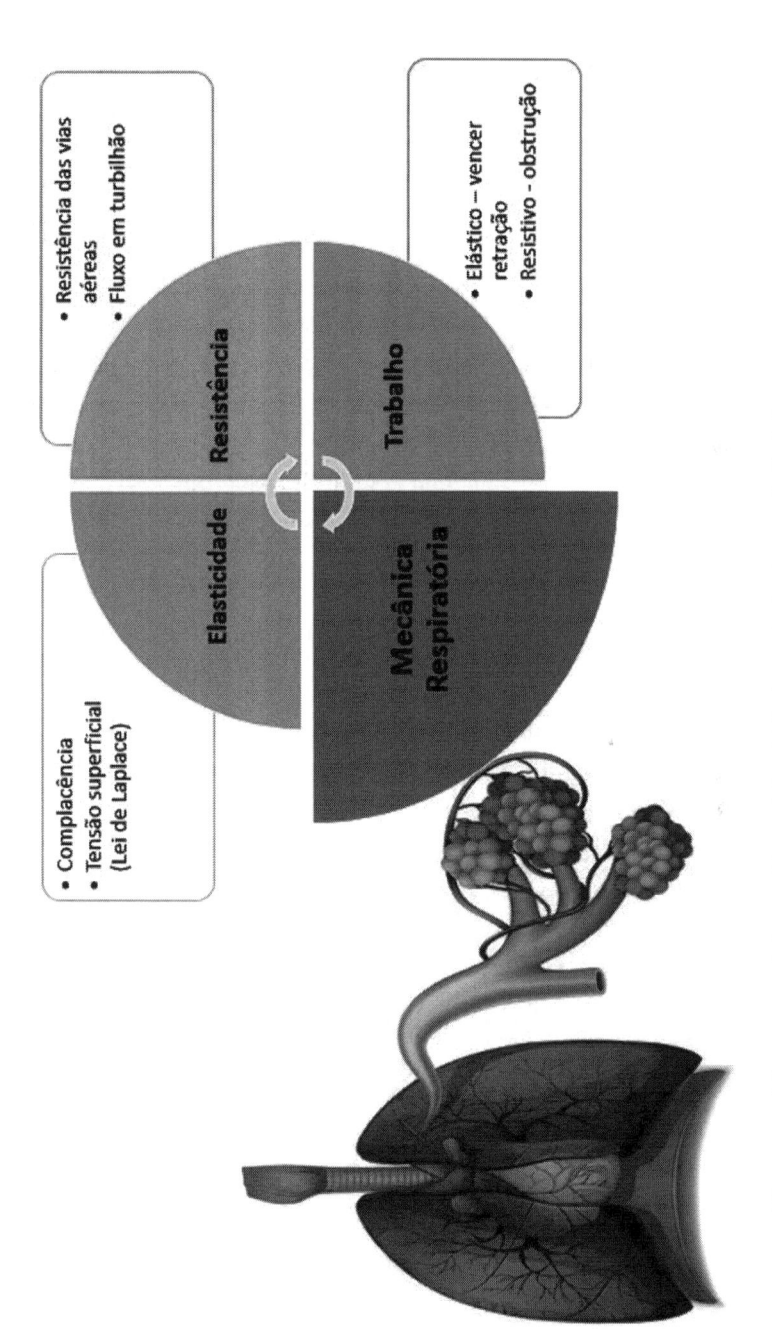

Figura 5: Mapa mental das variáveis (elasticidade, resistência e trabalho) da mecânica respiratória.

> A mecânica respiratória é composta por três variáveis a elasticidade, resistência e trabalho. A elasticidade é a relação entre a variação do comprimento (distensibilidade) e a pressão imposta ao tecido em questão (Lei de Hooke). A força imposta para a distensão é também afetada diretamente pela presença de surfactante e os diferentes tamanhos dos alvéolos que exigem, por esta peculiaridade, pressões distintas para serem expandidos (interdependência pulmonar), sendo assim podemos afirmar que o raio do alvéolo está diretamente relacionado com a necessidade de pressão para sua expansão (lei de Laplace). A resistência trata-se da força a ser vencida para que haja fluxo aéreo pelas vias respiratórias, esta força pode ser imposta por bifurcações que encontramos a partir da separação entre a traqueia e os brônquios principais, pela quantidade de secreção e grau de dilatação das vias aéreas. Por fim o trabalho pulmonar é a força desprendida para expandir não só o parênquima pulmonar, mas também os componentes das vias aéreas, assim como vencer forças adicionais, impostas em casos de edema agudo de pulmão, fibrose pulmonar entre outros fatores patológicos.

CAPACIDADES PULMONARES E A RELAÇÃO VENTILAÇÃO/ PERFUSÃO (V/Q)

Os volumes pulmonares são os valores de ar (expressos em litros) encontrados em diferentes fases do ciclo respiratório, enquanto que as capacidades são a soma de dois ou mais volumes pulmonares. Entre os volumes pulmonares destacamos: (1) volume corrente que é a quantidade de ar inspirada e expirada em cada ciclo respiratório, (2) volume de reserva inspiratória que é o volume máximo inspirado, (3) volume de reserva expiratório que é o volume máximo expirado e (4) volume residual que é o volume de ar que permanece no parênquima pulmonar após uma expiração máxima (BARBIN, 2018; GUYNTON, 2011).

As capacidades são: (1) capacidade vital, definida pela máxima quantidade de ar que o paciente pode inspirar e expirar durante ciclos forçados sendo calculada pela soma do volume corrente e volume de reserva inspiratório e expiratório, (2) capacidade inspiratória, definida pela quantidade máxima de ar que o paciente consegue inspirar e calculada pelo volume corrente somado com o volume de reserva inspiratório, (3) capacidade residual funcional, definido pela quantidade de ar que permanece no parênquima pulmonar após expiração e calculado através da soma do volume de reserva inspiratório e expiratório e por fim, (4) capacidade funcional total, definido pela quantidade de ar encontrada no parênquima após uma inspiração máxima e calculada através da soma do volume corrente, volume de reserva inspiratório, expiratório e volume residual (BARBIN, 2018; GUYNTON, 2011).

O entendimento das dinâmicas ventilatórias através da interpretação dos volumes e das capacidades pulmonares oferecem ao leitor, subsídios para compreender possíveis alterações nas variáveis que envolvem tanto a hematopoiese como a perfusão do parênquima pulmonar. A este evento o descrevemos como relação ventilação perfusão ou mesmo relação V/Q (GUYNTON, 2011; SILVERTHORN, 2017).

É importante destacar que podemos encontrar diferentes pressões em diferentes regiões pulmonares, e que estas pressões podem variar de acordo com a posição do indivíduo relação ao solo (em pé ou deitado). Estas variações devem ser levadas em consideração, pois a força atmosférica agirá de forma diferente nas diversas porções do pulmão dependendo da posição corporal do indivíduo. Por exemplo, a pressão transpulmonar encontrada na base pulmonar gira em torno de -2,5cmH2O, enquanto que no ápice dos pulmões a pressão chega a -10cmH2O. Sendo assim, podemos afirmar que a complacência pulmonar é menor no ápice devido a maior pressão de repouso a ser vencida. Quando posicionamos o corpo paralelamente ao solo (deitado), reduzimos esta diferença pressórica, pois todo o parênquima sofrerá a mesma ação das forças atmosféricas (GUYNTON, 2011; SILVERTHORN, 2017).

Em relação à perfusão do tecido pulmonar, temos a perfusão brônquica e a pulmonar. Enquanto que a pressão brônquica é responsável pela perfusão do parênquima pulmonar, a perfusão pulmonar é aquela utilizada para a hematopoiese e posterior perfusão de órgãos periféricos. Assim como a ventilação pulmonar, a perfusão também sofre com os efeitos pressóricos impostos sobre o corpo pela atmosfera. Sendo assim, podemos afirmar que a perfusão pulmonar, que é responsável pela oxigenação sanguínea, é maior na base do que no ápice (GUYNTON, 2011; SILVERTHORN, 2017).

Em determinadas condições podemos apresentar alterações na relação V/Q, seja por problemas de origem ventilatória ou problemas circulatórios. Condições, como, por exemplo, DPOC, enfisema pulmonar, EAP e excisão do parênquima pulmonar induzem redução da ventilação por diminuição de parênquima viável para realização da troca gasosa. Por outro lado, em casos de hipovolemia, choque cardiogênico, anemia entre outras condições há redução da perfusão pulmonar resultando em redução no transporte do oxigênio, obtido no parênquima pulmonar, para os tecidos periféricos (BARBIN, 2018; TEIXEIRA, 2021).

REGULAÇÃO DA MECÂNICA RESPIRATÓRIA

A ventilação pulmonar é um mecanismo regulado centralmente através de sinais enviados por meio de quimiorreceptores, receptores de estiramento, receptores de irritação, sistema gama entre outros (Figura 6). Todos estes mecanismos regulam não apenas a frequência respiratória como também a amplitude, contração, relaxamento muscular entre outros mecanismos para garantir a mecânica respiratória adequada (BARBIN, 2018; TEIXEIRA, 2021).

Os quimiorreceptores são diferenciados em periféricos e centrais, os receptores periféricos são grupamentos celulares presentes no arco da aorta e nos seios carotídeos, próximos aos barorreceptores. Ambos os sítios de quimiorreceptores são sensíveis à queda nos níveis circulantes de O2. Além da hipóxia, os quimiorreceptores são também responsáveis por identificar queda nos níveis de ATP, aumento da produção de ácido lático, aumento nos níveis de hidrogênio livre e aumento da produção de CO2. Estes sinais são enviados ao centro respiratório, no SNC através dos nervos glossofaríngeo (seio carotídeo) e vago (arco da aorta) (BARBIN, 2018; TEIXEIRA, 2021).

O centro respiratório, localizado no bulbo e na ponte, também possui quimiorreceptores, que são menos sensíveis aos níveis de oxigênio, no entanto, são capazes de reconhecer mínimas alterações dos níveis de hidrogênio e CO2. O bulbo possui dois grupos de neurônios, os neurônios ventrais que estimulam movimentos expiratórios enquanto que os neurônios dorsais sinalizam movimentos inspiratórios (GUYNTON, 2011; TEIXEIRA 2021).

Além dos quimiorreceptores, temos outros núcleos centrais responsáveis por regularem mecanismos compensatórios do ciclo respiratório, como, por exemplo, (1) grupo respiratório parafacial, responsável por regular reflexos expiratórios e pré-inspiratórios, sinalizando o final da expiração, (2) complexo de Botzinger, que regulam sinais expiratórios de forma dependente da sinalização de glicina e (3) complexo pré-Botzinger, que regulam sinais inspiratórios em resposta a sinalização de glutamato (GUYNTON, 2011; TEIXEIRA 2021).

Os receptores de estiramento estão situados nos brônquios e bronquíolos e reconhecem a distensão da caixa torácica e dos componentes anatômicos do sistema respiratório. A distensão máxima das estruturas ventilatórias, sinaliza ao sistema nervoso que a inspiração alcançou seu ápice e deve ser interrompida. Isto causa o relaxamento nos músculos inspiratórios dando origem ao início da expiração. Este mecanismo regulatório é denominado como reflexo de Hering Breuer e tem como principal objetivo evitar a expansão exacerbada dos pulmões (GUYNTON, 2011; TEIXEIRA 2021).

Na mesma linha de raciocínio que os receptores de estiramento, temos o sistema gama, que reconhece a distensão da musculatura esquelética da caixa torácica. Este sistema está situado principalmente em grupos musculares como o diafragma e fusos musculares. Os receptores de irritação por sua vez, estão situados nas vias aéreas, principalmente na zona de transporte. São estruturas situadas entre as células ciliares das vias respiratórias e reconhecem agentes irritantes, estimulando o reflexo da tosse para a expulsão dos agentes nocivos ao epitélio pulmonar (GUYNTON, 2011; TEIXEIRA 2021).

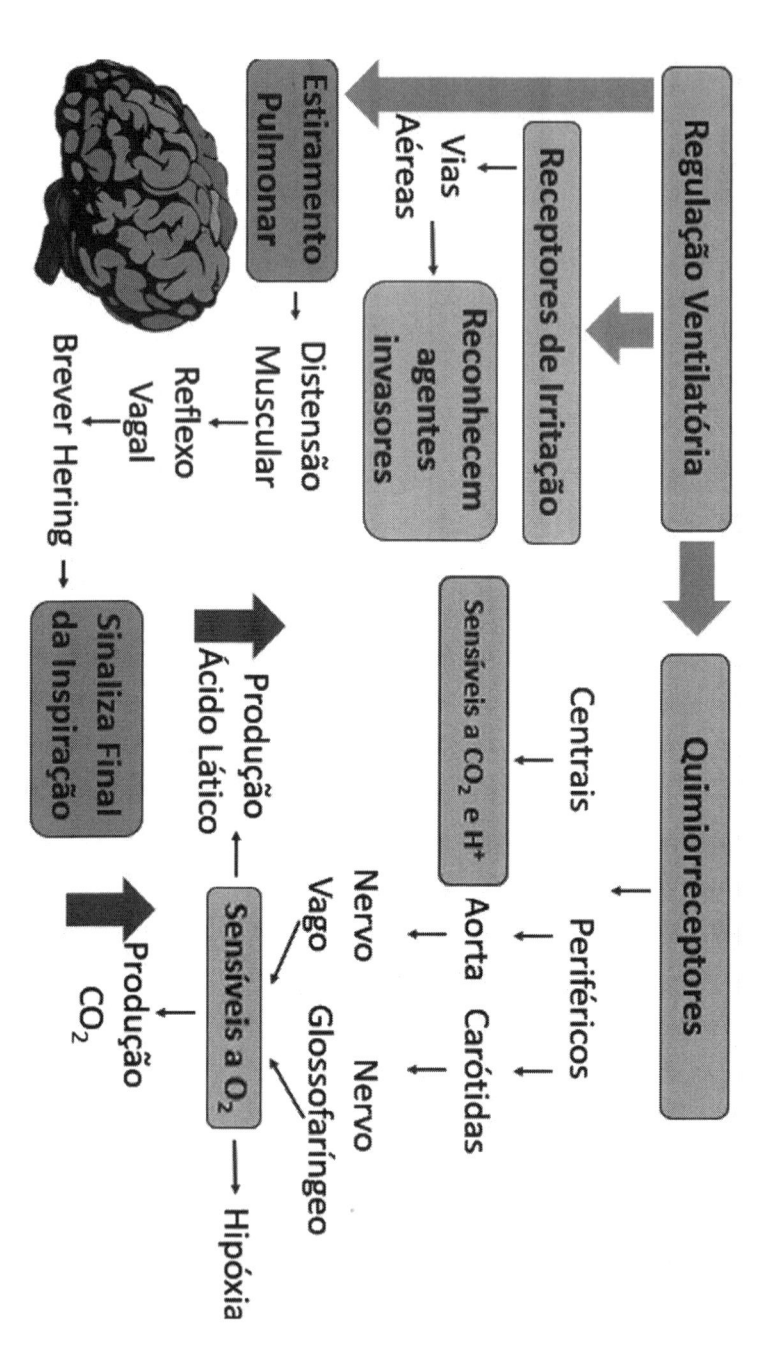

Figura 6: Mapa mental das vias (centrais e periféricas) de regulação amplitude e frequência respiratória (FC).

A mecânica ventilatória é regulada principalmente pela presença de quimiorreceptores, encontrados na periferia e no SNC. Os receptores periféricos encontrados na artéria aorta e nos seios carotídeos são sensíveis O_2, ácido lático CO_2. Por outro lado, os receptores centrais são mais sensíveis aos níveis de CO_2 e $H+$, sendo assim, a demanda metabólica atua como regulador central da necessidade ventilatória no SNC. Além dos quimiorreceptores a distensão pulmonar e a lesão endotelial atuam diretamente na regulação da mecânica ventilatória. Os receptores de estiramento pulmonar são sensibilizados através da distensão da musculatura ventilatória sinalizando, via reflexo vagal o final da inspiração (reflexo de Brever Hering). Por fim, os receptores de irritação reconhecem a presença dos agentes invasores regulando assim a frequência e amplitude respiratória.

REFERÊNCIAS

BARBIN, ICC. Anatomia e fisiologia humana. Editora e Distribuidora Educacional S.A., 2018.

GUYTON, AC. HALL, JE. Tratado de fisiologia médica. 12ª edição. Elsevier Editora Ltda., 2011.

SILVERTHORN, DU. Fisiologia humana: Uma abordagem integrada. 7ª edição. Artmed, 2017.

TEIXEIRA, DA. Fisiologia humana. Teófilo Otoni, Minas Gerais (MG). Núcleo de Investigação Científica e Extensão (NICE), 2021.

CAPÍTULO 10 – PNEUMONIA ASSOCIADA À INFECÇÃO POR TUBERCULOSE

CASO CLÍNICO – PNEUMONIA ASSOCIADA À INFECÇÃO POR TUBERCULOSE

Paciente RBD 42 anos, sexo masculino, tabagista ativo desde os 12 anos de idade (consumo médio de 2 maços de cigarros por dia). Altura de 1,65m e peso de 125 kg. Apresenta antecedentes pessoais de obesidade, hipertensão (tratamento com losartana 50mg 2x/dia), diabético tipo II (tratamento com metformina 500mg), e portador de doença pulmonar obstrutiva crônica (DPOC) em uso de oxigênio domiciliar. Na chegada ao pronto atendimento (PA) do serviço de saúde, paciente refere tosse persistente com expectoração de sangue, sudorese noturna intensa e perda de 8 quilos nos últimos 10 dias. Refere também ter realizado teste de PPD (*Purified Protein Derivative*) em uma unidade básica de saúde (UBS) próxima de sua residência com resultado negativo para tuberculose. Durante realização do exame físico, apresenta-se consciente e orientado com taquidispneia intensa, em uso de musculatura acessória, redução da expansividade pulmonar, associado à frequência respiratória (FR) de 24rpm e saturação de oxigênio de 79%. Ausculta pulmonar com murmúrios vesiculares diminuídos em terço médio inferior de forma bilateral e com sinais de roncos em bases, sem sinais de cianose periférica e central. Taquicardíaco com FC=121bpm e normotenso 122x78 mmHg. Apresenta-se hipertérmico com temperatura de 39,1°C. Realizado raio-X de tórax com sinais de consolidação bilateral sendo pior em hemitórax direito. Realizada dose de ataque de solu-medrol 200mg, iniciada ventilação não invasiva (BIPAP) com melhora da saturação (88%), porém mantém taquipneia com FR=20rpm. Devido a taquicardia, hipertermia e taquipneia, foi aberto protocolo de sepse e iniciado Rocefin 1g/dia durante 7 dias. Realizada coleta de hemocultura (2 pares), urocultura além de primeira amostra de BAAR (total de 03 amostras). Iniciado isolamento de contato e gotículas até resultado de BAAR. Paciente encaminhado para UTI, mantendo máscara não reinalante a 10 litros/minuto e em uso de BIPAP intermitente, porém com piora progressiva do padrão respiratório. Devido à refratariedade ao uso de anti-inflamatórios (solu-medrol) e BIPAP, realizado IOT e iniciado VM (sedação propofol 45ug/kg/min e Dormonid 10mg/kg/hr). Após 96 horas da abertura do protocolo de sepse, os resultados das culturas (hemocultura, urocultura e das três amostras de BAAR) foram negativas. Paciente segue sedado (porpofol 45ug/kg/min e Dormonid 10mg/kg/hr) e em IOT+VM, hipertérmico (temperatura = 38,7ºC), PCR = 30mg/dl e leucócitos 20.000mm3 sem desvio. Escalonado antibiótico para vancomicina. Após 48 horas da troca de antibiótico, paciente segue sem melhora clínica e piora dos valores laboratoriais com PCR = 40mg/dl e leucócitos 23.000mm3 sem desvio. Solicitado lavado broncoalveolar e escalonada novamente terapia antimicrobiana para rifampicina, isoniazida, pirazinamida. Após 48 horas da nova alteração do esquema antimicrobiano, paciente apresenta melhora do padrão respiratório com progressão do desmame ventilatório e redução do grau de sedação (propofol 10ug/kg/min e Dormonid 2mg/kg/hr). Apresenta também melhora do perfil laboratorial com PCR = 18mg/dl e leucócitos 15.000mm3 sem desvio. Após 5 dias, resultado de lavado broncoalveolar positivo para a presença de Mycobacterium tuberculosis. Paciente segue com desmame total da sedação mantido em pressão de suporte ventilatória com possível extubação nas próximas 24 horas. Valores laboratoriais em queda, com PCR = 12mg/dl e leucócitos 13.500mm3, sem novos picos febris. Após 6 dias do novo esquema terapêutico, paciente é extubado, mantendo-se em cateter nasal de oxigênio a 2l/min e uso de BIPAP intermitente. Solicitado a alta para unidade de internação nas próximas 24 horas de manutenção do quadro respiratório.

FISIOPATOLOGIA DA PNEUMONIA INDUZIDA POR TUBERCULOSE

A pneumonia é uma resposta inflamatória que ocorre nas vias aéreas inferiores, a partir da sua colonização por um determinado micro-organismo capaz vencer as barreiras fisiológicas de proteção. O micro-organismo pode ter acesso ao trato respiratório através das vias aéreas superiores, via hematogênica, via de contiguidade e via de translocação. Como o próprio nome indica, o acesso do micro-organismo através das vias aéreas superiores, ocorre quando o indivíduo é exposto a um ambiente contaminado ocorrendo a inalação do micro-organismo (HIJJAR, 1999).

No caso de infecções hematogênicas, a colonização do sistema respiratório ocorre através da passagem da bactéria através da corrente sanguínea, resultado de um sítio infeccioso até então não conhecido. A infecção de contiguidade ocorre quando a migração do micro-organismo ocorre através da infecção de outro tecido próximo ao sistema respiratório, como é o caso da endocardite. Por fim, a infecção por translocação envolve, principalmente, a translocação da bactéria do trato gastrointestinal (TGI) para as vias aéreas. Este tipo de infecção ocorre principalmente quando há conteúdo gástrico dentro das vias aéreas (HIJJAR, 1999).

A presença de um determinado agente invasor no parênquima pulmonar pode ocasionar na consolidação do parênquima, podendo representar um acometimento pequeno (consolidação lobular) ou extenso (consolidação lobar). A progressão do acometimento pulmonar pode ser classificado em 4 estágios de acordo com o grau de lesão dos alvéolos. Estágio 1 (consolidação), caracterizado pela presença de líquido contendo células imunológicas (neutrófilos) e bactérias na luz do alvéolo. O estágio 2 (hepatização vermelha), é caracterizado pela ausência de ar e presença de exsudato, hemácias e fibrina no interior dos alvéolos. No estágio 3, ocorre o enrijecimento parenquimatoso, também conhecido como hepatização cinzenta, caracterizado pela maior presença de exsudato fibrinoso. Por fim, o estágio 4 (resolução), que é caracterizado pelo maior volume de exsudato consolidado na luz alveolar (MELO-SILVA, 1991; MORTON, 2010).

Diversos micro-organismos podem desencadear um quadro de pneumonia, como, por exemplo, o Mycobacterium tuberculosis, responsável pelo desenvolvimento da tuberculose. A incidência da tuberculose pulmonar é maior em pessoas que apresentam alguma redução da resposta imunológica, como, por exemplo, em portadores de doença pulmonar obstrutiva crônica (DPOC), doença de Crohn, síndrome da imunodeficiência adquirida (SIDA) entre outras condições. É uma doença mais prevalente em países em desenvolvimento devido a problemas sociais como saneamento básico, além de uma rede de atenção básica à saúde ineficaz. E também em centros de correção criminal, entre usuários de drogas ilícitas e em moradores de rua devido às condições sociais precárias (MELO-SILVA, 1991; MORTON, 2010).

A transmissão ocorre principalmente de forma interpessoal através da exalação de aerossóis contendo o microrganismo podendo se apresentar sobre duas formas, a pulmonar e a extrapulmonar. A forma pulmonar é definida por um processo infeccioso que se desenvolve dentro do parênquima pulmonar enquanto que a extrapulmonar ocorre quando o bacilo alcança outros tecidos como pele, rins, ossos, cérebro entre outros (HINKLE, 2022).

Os micro-organismos são pequenos bastonetes aeróbicos compostos por lipídios, proteínas e carboidratos. Cada composto que forma a estrutura do Mycobacterium tuberculosis provê características específicas acerca da dinâmica do micro-organismo no sistema respiratório. Os lipídios são responsáveis pela ativação dos macrófagos, as proteínas, como a tuberculoproteína atuam na sensibilização do microrganismo enquanto que os carboidratos são responsáveis pela ativação neutrofílica (HINKLE, 2022).

Quando o microrganismo alcança as vias aéreas, o mesmo é reconhecido, através de suas moléculas de lipídios e carboidratos pelos macrófagos residentes e neutrófilos circulantes, no tecido pulmonar. Os macrófagos fagocitam, porém são incapazes de eliminar os bacilos, formam então, células epitelioides que posteriormente se aglomeram formando células multinucleadas e dão origem ao granuloma. Os neutrófilos por sua vez, liberam elastase, induzindo a formação do quadro de alveolite exsudativa aguda, que resulta em necrose alveolar e degeneração neutrofílica.

O granuloma pode manter a doença em uma fase inerte, isto significa que apesar de o paciente não apresentar sintomatologia o Mycobacterium tuberculosis ainda é viável dentro do granuloma. Em casos de imunossupressão os bastonetes podem vencer a barreira do granuloma e alcançar o parênquima pulmonar (MORTON, 2010).

A tuberculose pode ser classificada como primária e pós-primária, sendo a tuberculose primária aquela que se instala em um paciente que não tenha sido exposto previamente ao bacilo. Acomete principalmente crianças e se caracteriza por apresentar linfadenopatia hilar e mediastinal. Por outro lado, a tuberculose pós-primária acomete indivíduos que já tenham sido sensibilizados pelo bacilo e é caracterizada por apresentar-se com maior frequência em adultos e por representar uma forma de reativação da doença (MORTON, 2010). É caracterizada por acometimento dos lobos superiores do pulmão devido a maior quantidade de oxigênio. As cavitações são muito recorrentes devido à erosão dos tubérculos e consequente liquefação do parênquima. No entanto, a disseminação pela circulação linfática é menos recorrentes neste tipo de tuberculose (MORTON, 2010).

ATUAÇÃO DO ENFERMEIRO NO TRATAMENTO DA PNEUMONIA CAUSADA PELA TUBERCULOSE

Os métodos de diagnóstico laboratoriais para o diagnóstico de tuberculose envolve a reação cutânea à presença de tuberculina além do crescimento do bacilo em cultura ou métodos de amplificação da cadeia de DNA. Em pacientes ambulatoriais, o uso do teste de PPD é realizado com a aplicação de 5 unidades de tuberculina na face anterior do braço (BARROS, 2009). Delimita-se então a região da administração para que se possa avaliar o desenvolvimento ou não da reação ao composto injetado. O crescimento da reação cutânea indica a presença do Mycobacterium tuberculosis no organismo. Apesar de muito utilizado este teste não é capaz de distinguir se a infecção está na fase latente ou ativa. O papel do enfermeiro durante a fase de diagnóstico envolve tanto a realização do PPD e avaliação da evolução da reação cutânea (BARROS, 2009).

Em pacientes com quadro clínico mais avançado, é comum a realização da coleta de amostras através do escarro matinal com o paciente sendo mantido em jejum. Nestes casos muitas vezes o enfermeiro deverá ensinar técnicas que auxiliem ao paciente realizar o ato de escarras. Deve-se orientar o paciente a realizar higiene oral, respirar duas vezes pelo nariz soltando o ar de maneira lenta pela boca, em seguida repete-se o mesmo procedimento, no entanto, soltando o ar de forma forçada. Após estas etapas orienta-se o paciente a forçar um estímulo de tosse condicionando a secreção em um envolucro que deverá ser fechado e a amostra protegida da luz (DOOLEY, 2002).

Em caso de ausência de escarro ou paciente em estado grave, pode ser realizada a coleta de secreção bronco-alveolar e até mesmo a realização de biópsia pulmonar por meio da broncoscopia. A realização da biópsia pleural pode revelar a presença de inflamação granulomatosa em pacientes que apresentem derrame pleural causado pela tuberculose. Este exame exige que o paciente permaneça levemente sedado, é comum a aplicação de medicações como propofol e dormid. Em ambos os métodos de diagnóstico, o enfermeiro deverá atuar, em parceria com o médico na indução anestésica e realização do exame, assim como garantir que a amostra seja encaminhada para o setor de análise devidamente identificada e acondicionada (DOOLEY, 2002).

Os métodos radiográficos representam uma importante ferramenta no diagnóstico da pneumonia causada pela tuberculose. O raio-X de tórax pode indicar a presença de consolidações e em casos mais graves cavitações além de derrame pleural. Em caso de radiografias com padrão negativo para a tuberculose é indicado a realização da tomografia de tórax que além dos sinais descritos na radiografia pode identificar espessamento bronquiolar, bronquiectasias, perfil de árvore em brotamento além de massas pulmonares (RABAHI, 2017).

Em pacientes ambulatoriais, caso haja confirmação do quadro clínico, ou até mesmo suspeita, é papel do enfermeiro, orientar ao paciente a manter-se isolado em casa e não dividir materiais de uso pessoal. Em caso de paciente hospitalizado, manter o isolamento para aerossóis sinalizando no leito o uso adequado dos equipamentos de proteção individual (RABAHI, 2017).

De acordo com o sistema único de saúde (SUS) a estratégia terapêutica ocorre durante 6 meses envolvendo a administração de rifampicina, isoniazida, pirazinamida e etambutol. No entanto, durante estes 6 meses há a fase de ataque, que perdura por 2 meses com a administração de rifampicina, isoniazida, pirazinamida e etambutol. Após este período, inicia-se a fase de manutenção, com a administração de rifampicina e isoniazida por 4 meses (SILVA, 2011; SILVA, 2012).

Em caso de pacientes portadores de doenças autoimunes, como é o caso da SIDA, o tratamento pode ser prolongado por mais 60 dias mantendo-se a fase de manutenção durante este período. O enfermeiro deverá gerenciar o tratamento garantindo a administração dos medicamentos sem atrasos, garantindo desta forma a concentração plasmática sempre constante (SILVA, 2011; SILVA, 2012).

Em caso do paciente ser mantido em IOT+VM, muitas vezes o paciente está também sob o efeito de sedativos. Neste caso o enfermeiro deverá avaliar o nível de consciência, através da aplicação de escalas como a escala de agitação e sedação de Richmond (RASS) que quantificara o estado neurológico do paciente em estado de agitação (+4) ou de sedação profunda (-5) (Tabela 2) (SILVA, 2011; SILVA, 2012).

Tabela 2: Tabela da Escala de Agitação e Sedação de Richmond (RASS)

Escala de Agitação e Sedação de Richmond (RASS)		Score
Combativo	Francamente combativo, violento, levando a perigo imediato da equipe de saúde	4
Muito agitado	Agressivo, pode puxar tubos e cateteres	3
Agitado	Movimentos não-intencionais frequentes, briga com o respirador (se estiver em ventilação mecânica)	2
Inquieto	Ansioso, inquieto, mas não agressivo	1
Alerta e calmo		0
Torporoso	Não completamente alerta, mas mantém olhos abertos e contato ocular ao estímulo verbal por > 10seg	-1
Sedado leve	Acorda rapidamente, e mantém contato ocular ao estímulo verbal por < 10seg	-2
Sedado moderado	Movimento ou abertura dos olhos, mas sem contato ocular com o examinador	-3
Sedado profundamente	Sem resposta ao estímulo verbal, mas tem movimentos ou abertura ocular ao estímulo tátil / físico	-4
Coma	Sem resposta aos estímulos verbais ou exame físico	-5

A avaliação do nível de consciência também pode ser realizada através da monitorização do índice bispectral (BIS) que mede o componente hipnótico da sedação e da anestesia. Este método realiza a leitura eletroencefalográfica, oscilando de 0 a 100 dependendo do nível de atividade neurológica. A sedação adequada é atingida quando se mede níveis de BIS entre 40 e 60 (BARROS, 2009).

Para se evitar a broncoaspiração e o desenvolvimento da pneumonia associada a ventilação mecânica (PAV), o enfermeiro deverá manter as vias aéreas permeáveis, realizando aspiração endotraqueal, mantendo decúbito elevado entre 30 e 45º e atentar-se para ruídos ventilatórios que podem indicar que o cuff do tubo orotraqueal não esteja insuflado adequadamente. Em caso de o paciente receber dieta enteral, por sonda nasoenteral (SNE), o enfermeiro devera observar sinais de distensão abdominal que pode indicar uma infusão inadvertidamente alta (BARROS, 2009).

ANÁLISE DO CASO CLÍNICO

Paciente com histórico de tabagismo ativo, hipertensão, diabetes tipo II e DPOC. Evolui com desconforto respiratório e é encaminhado para o serviço de saúde, onde é internado e aberto protocolo de sepse devido a sinais com taquicardia taquidispneia e hipertermia. A abertura do protocolo de sepse prevê a coleta de culturas e como o paciente apresenta histórico (tabagismo e DPOC) e sintomatologia (dispneia, hipertermia e sudorese noturna) que pode ser associada a tuberculose, foi também solicitado coleta de 03 amostras de BAAR. A coleta de BAAR deve ser feita em três dias subsequentes e sempre em jejum.

Durante a espera dos resultados das culturas, iniciou-se o tratamento com esquema antimicrobiano, devido aos valores infecciosos séricos (PCR e leucócitos) elevados. Paciente evolui com piora laboratorial e do padrão respiratório sendo necessária a progressão para IOT+VM, neste momento a terapia antimicrobiana foi escalonada e solicitada a realização de broncoscopia e coleta de lavado broncoalveolar. Com o resultado positivo para a presença de *Mycobacterium* tuberculosis associado ao início do protocolo de tratamento contra tuberculose (rifampicina, isoniazida, pirazinamida), foi observada melhora clínica do paciente. Com a melhora do padrão ventilatório iniciou-se desmame da sedação e redução dos parâmetros ventilatórios seguindo então para a retirada do TOT.

DIAGNÓSTICOS DE ENFERMAGEM

Os diagnósticos aplicados para o caso clínico em questão foram elaborados com base nos diagnósticos de enfermagem da NANDA 2021-2023 (NANDA, 2021).

- **Diagnóstico – Nutrição desequilibrada – menor que as necessidades corporais**

    Definição – Ingestão de nutrientes insuficiente para satisfazer as necessidades metabólicas.
    Característica definidora – Perda de peso com ingestão adequada de alimentos.

- **Diagnóstico – Obesidade**

    Definição – Condição em que o indivíduo acumula gordura excessiva para a idade e o sexo que excede o sobrepeso.
    Característica definidora – ADULTO: Índice de massa corporal >30kg/m².
    Fatores relacionados – Tamanho de porções maiores que os recomendados.

- **Diagnóstico – Padrão respiratório**

    Definição – Inspiração e/ou expiração que não proporciona ventilação adequada.
    Característica definidora – Hiperventilação, taquipneia e volume corrente alterado.
    Fatores relacionados – Fadiga e obesidade.
    Condição associada – doença pulmonar obstrutiva cronica e síndrome da hiperventilação.

- **Diagnóstico – Troca de gases prejudicada**

    Definição – Excesso ou déficit na oxigenação e/ou na eliminação de dióxido de carbono.

Característica definidora – Taquipneia.
Fatores relacionados – Padrão respiratório ineficaz.
Condição associada – Alteração na membrana alvéolo-capilar relacionado a DPOC.

- **Diagnóstico – Hipertermia**

  Definição – Temperatura corporal central acima dos parâmetros diurnos normais devido a falha na termorregulação.
  Característica definidora – Taquipneia e taquicardia.
  Condição associada – Sepse.

- **Diagnóstico – Risco de aspiração**

  Definição – Suscetibilidade à entrada de secreções gastrintestinais, secreções orofaríngeas, sólidos ou líquidos nas vias traqueobrônquicas que pode comprometer a saúde.
  Fatores de risco – Desobstrução ineficaz das vias aéreas.
  Condição associada – Nível de consciência diminuído, pneumonia e DPOC.

REFERÊNCIAS

BARROS, ALBA. et al. Anamnese e exame físico: avaliação diagnóstico de enfermagem no adulto. 2ª edição. Artmed, 2009.

DIAGNÓSTICO DE ENFERMAGEM DA NANDA: DEFINIÇÕES E CLASSIFICAÇÃO 2021-2023. 12ª edição. Artmed, 2021.

DOOLEY, KE. GOLUB, J. GOES, FS. MERZ, WG. STERLING, TR. Empiric treatment of community-acquired pneumonia with fluoroquinolones, and delays in the treatment of tuberculosis. Clinical infectious disease. Volume 34, fascículo 12, páginas 1.607-1.612, junho de 2002.

HIJJAR, MA. Tuberculose. Jornal de pneumologia. Brasil, volume 25, outubro de 1999.

HINKLE, JL. CHEEVER, KH. Tratado de enfermagem médico-cirúrgica. 14ª edição. Guanabara Koogan, (12 maio 2022).

MELO-SILVA, MM. JANSEN, JM. MAEDA, TY. TAVAREZ, JL. Filho AJN. Pneumonia tuberculosa. Pulmão, 1991. Disponível em: file:///C:/Users/LFUTIA/Downloads/pneumonia-tuberculosa.pdf. Acesso: 09/06/2022.

MORTON, PG. Cuidados críticos de enfermagem: Uma abordagem holística. 9ª edição. Guanabara Koogan, 2010.

RABAHI, MF. JUNIOR, JLRS. FERREIRA, ACGF. TANNUS-SILVA, DGS. CONDE MB. Tratamento da tuberculose. Jornal brasileiro de pneumologia, 2017. Disponível em: file:///C:/Users/LFUTIA/Downloads/fr4LscGzFpJFSm6P4Hd5gXL%20(1).pdf. Acesso: 06/09/2022

SILVA, DR. GAZZANA, MB. DALCIN, PTR. Tuberculose grave com necessidade de internação em UTI. Jornal brasileiro de pneumologia, 2012. Disponível em: file:///C:/Users/LFUTIA/Downloads/000864466%20(1).pdf. Acesso: 06/08/2022.

SILVA, RM. SOCCOL, KLS. FAVARIN, SS. MAGNAGO, TSBS. TAVARES JP. Cuidados de enfermagem ao paciente com tuberculose pulmonar. Revista contexto e saúde, volume 11, fascículo 20, junho de 2011.

CAPÍTULO 11 – EDEMA AGUDO DE PULMÃO (EAP)

CASO CLÍNICO – EAP

Paciente TSM, sexo feminino, 60 anos de idade, medindo 1,60m e pesando 85 kg. Apresenta antecedentes pessoais de estenose de válvula mitral, com troca de válvula há 10 anos, utilizada prótese biológica. Apresenta também, hipertensão (tratamento com losartana 50mg e furosemida 25mg) e arritmia cardíaca (tratamento com cloridrato de propafenona 300mg). Nos últimos 60 dias apresentou início de tosse produtiva e fadiga de grau moderado a intenso, com piora associada a períodos de esforço físico. Procurou atendimento ambulatorial com cardiologista que solicitou a realização de ecocardiograma transtorácico (ECOTT). Após a realização do exame de ECOTT, foi observado sinais de prolapso de valva mitral com refluxo de moderado a intenso. Paciente recebeu do cardiologista encaminhamento para internação hospitalar, porém a mesma não seguiu a orientação, retornando para casa, devido a melhora dos sintomas. Após novo quadro de taquidispneia, a paciente sofreu uma queda da própria altura evoluindo para uma parada cardiorrespiratória (PCR) que durou em torno de 3 minutos. Foi trazida ao hospital, pelo serviço de resgate, que realizou IOT+VM, mantendo sedação com propofol 45mcg/kg/min e fentanil a 50mcg/h. No PA, realizado exame físico com sinais de estertores em terço médio inferior bilateralmente à ausculta pulmonar e hipertensão com PA = 141x98mmHg, ao raio-X de tórax apresentou cefalização da trama vascular com padrão de "asa de borboleta" em região peri-hilar. Definiu-se diagnóstico de EAP causado por piora de valvulopatia mitral e iniciado tratamento com furosemida (2 ampolas), tridil (10mcg/min) e morfina a (2mg a cada 6 horas). Paciente encaminhada para UTI, avaliada pela equipe da cirurgia cardiovascular com agendamento de troca de valva mitral e colocação de prótese metálica. Ha 24 horas da cirurgia, paciente segue sedada com propofol 45mcg/kg/min e

Dormonid 10mg/kg/hr, mantendo RASS 0 e em VM, mantendo FiO$_2$ de 100%, volume corrente de 5ml/kg e FR=28rpm. Apresentou um episódio de fibrilação atrial de alta resposta ventricular (FAARV), com início imediato de amiodarona (10.4ml/h). Encaminhado ao CC para procedimento de troca valvar, após 48 horas do procedimento cirúrgico, paciente apresenta melhora do padrão respiratório progredindo para desmame de sedação e da VM. Após 96 horas do procedimento, paciente evolui com extubação, mantendo máscara não reinalante a 10l/min e realização de BIPAP intermitente. Não foi observado novos episódios de arritmia cardíaca, seguindo em uso de amiodarona VO. Segue acompanhada da equipe da cardiologia clínica e programado alta da UTI para a unidade de internação nas próximas 24 horas se manutenção do quadro.

FISIOPATOLOGIA DO EAP

O EAP é uma síndrome em que ocorre acúmulo de líquidos nos espaços alveolares e intersticiais. Pode ser classificado com EAP cardiogênico e não cardiogênico. O EAP cardiogênico está associado a uma elevação na pressão dos vasos sanguíneos pulmonares causados por alguma circunstância que resulte em um mau funcionamento do ventrículo esquerdo. Tais condições podem ser valvulopatia mitral ou aórtica, hipocinesia de ventrículo esquerdo, arritmia entre outras. Ou seja, qualquer circunstância que afete o funcionamento do lado esquerdo do coração reduzindo assim o DC. O EAP não cardiogênico por sua vez, pode estar relacionado a inúmeros fatores como: (1) processo inflamatório no parênquima pulmonar resultando em edema e aumento da permeabilidade capilar, (2) redução da pressão oncótica plasmática, como em casos de falência hepática ou insuficiência renal aguda (IRA) (HINKLE, 2022).

A sequência de eventos que proporciona o surgimento da EAP se inicia com o aumento do fluxo de líquidos dos capilares para o interstício em resposta a um aumento na pressão ou um aumento na permeabilidade capilar. Quando o extravasamento é maior do que a capacidade de drenagem do sistema linfático, há aumento no acúmulo de líquido nos alvéolos e no interstício. Este evento, como mencionado anteriormente, resulta em um aumento na espessura da membrana alvéolo-capilar, prejudicando a troca gasosa e favorecendo o surgimento da hipoxemia e da hipercapnia. Este extravasamento ocorre principalmente na região dos bronquíolos terminais onde a tensão intersticial é menor (HINKLE, 2022).

Um indivíduo jovem com 70 kg, possui a capacidade de drenar 20ml/h de líquidos pelo sistema linfático. Em determinadas condições essa capacidade pode aumentar em até 10x, alcançando 200ml/h. No entanto, este aumento deve ser gradual e contar com o processo de hipertrofia do sistema linfático, que são mecanismos adaptativos frente a uma maior necessidade de filtração por tempo prolongado (MORTON, 2010).

A síndrome da angústia respiratória aguda (SARA) é uma condição grave que predispõe a lesão da membrana alvéolo-capilar e está associada à piora do quadro de EAP. A instalação desta condição passa por 3 fases, a exsudativa, proliferativa e fibrosante. A fase exsudativa é caracterizada por lesão alvéolo-capilar e edema de alto teor proteico com rápida invasão alveolar (EAP). A fase proliferativa podemos observar este líquido com aspecto mais fibrinoso (espesso). E, por fim, a fase fibrosante nota-se a presença de tecido epitelial regenerado, porém com espessamento dos septos alveolares (MORTON, 2010).

ATUAÇÃO DO ENFERMEIRO NO TRATAMENTO DO EAP

Os principais sintomas encontrados neste quadro clínico são a princípio taquicardia, taquidispneia e estertores principalmente em região de base pulmonar. Com a progressão do quadro, o paciente experimenta franca dispneia, ansiedade, agitação, palidez, sudorese fria, cianose de extremidades e estertores em todo o parênquima pulmonar. Em estágios graves da doença é possível observar a presença de líquido espumoso de cor rosada ser expelido pela mucosa oral e nasal, acompanhado de sibilos e roncos além de alterações importantes da pressão arterial. Neste ponto o quadro clínico do paciente se deteriora rapidamente podendo ocorrer evoluir a óbito. O enfermeiro deverá manter vigilância contínua no padrão respiratório, a fim de reconhecer a progressão do quadro clínico adaptando o cuidado conforme o quadro do paciente (BARROS, 2009).

O tratamento envolve principalmente a administração de altas doses de diuréticos. O enfermeiro deverá avaliar constantemente o paciente para que o mesmo não apresente balanço hídrico (BH) positivo, avaliando e registrando rigorosamente o débito urinário (BARROS, 2009).

Em caso do paciente ser mantido em IOT+VM, muitas vezes o paciente está também sob o efeito de sedativos. Neste caso o enfermeiro devera avaliar o nível de consciência, através da aplicação de escalas como a escala de agitação e sedação de Richmond (RASS) (Tabela 2) e avaliação do nível de consciência através da monitorização do índice de BIS (MACIEL, 2009).

Para se evitar a broncoaspiração e o desenvolvimento da PAV, o enfermeiro deverá manter as vias aéreas permeáveis, realizando aspiração endotraqueal, decúbito elevado acima entre 30 e 45°, atentar-se para ruídos ventilatórios que podem indicar que o cuff não esteja insuflado. Em caso de o paciente receber dieta enteral, por sonda nasoenteral (SNE), o enfermeiro devera observar sinais de distensão abdominal que pode indicar uma infusão inadvertidamente alta (RIBEIRO, 2006).

ANÁLISE DO CASO CLÍNICO

Paciente de 60 anos apresenta histórico médico de cardiopatia com troca de válvula mitral há 10 anos (prótese biológica), hipertensão e arritmia cardíaca em tratamento ambulatorial. Paciente segue apresentando sinais de dispneia intensa, com mal estar súbito e PCR associado. Devido ao quadro prévio de PCR, realizado TC de crânio para avaliar possíveis efeitos neurológicos originados da hipóxia causada pela PCR.

A chegada do paciente, na unidade de saúde, em IOT+VM nos indica o colapso do sistema ventilatório. A observação da falência da válvula mitral causa o extravasamento sanguíneo de forma retrógrada para o átrio esquerdo durante a sístole ventricular esquerda. Este refluxo sanguíneo aumenta a pressão no átrio esquerdo o que favorece o acúmulo de sangue e líquido no parênquima pulmonar. A presença de líquido no espaço intersticial do pulmão é o responsável pelo quadro respiratório do paciente.

Uma vez que a insuficiência respiratória foi causada pela estenose valvar, a correção da condição cardíaca é a solução para a atenuação da complicação pulmonar. Sendo assim, a paciente foi submetida à troca da válvula cardíaca, utilizando desta vez, uma válvula mecânica ao invés da biológica, como realizado anteriormente.

A troca da válvula cardíaca por uma prótese metálica intensifica a necessidade de se manter um esquema de anticoagulação severo devido ao alto risco de desenvolvimento de trombos sanguíneos. Outro detalhe importante neste tipo de prótese cardíaca é o som que é emitido durante o ciclo cardíaco. É comum os pacientes apresentarem dificuldade para dormir após ser implantado este tipo de dispositivo.

Após a correção valvar a paciente evolui com melhora do quadro ventilatório devido a diminuição do acúmulo de líquidos no parênquima pulmonar. Como mencionado anteriormente, a retirada do paciente da VM, exige que haja a redução dos parâmetros ventilatórios, combinado ao desmame gradual da sedação até a extubação ser possível.

DIAGNÓSTICOS DE ENFERMAGEM

Os diagnósticos aplicados para o caso clínico em questão foram elaborados com base nos diagnósticos de enfermagem da NANDA 2021-2023 (NANDA, 2021).

- **Diagnóstico – Risco de desequilíbrio eletrolítico**

    Definição – Suscetibilidade a mudanças nos níveis de eletrólitos séricos, que pode comprometer a saúde.
    Fatores de risco – Volume de líquidos excessivos.
    Condição associada – mecanismo de regulação comprometido.

- **Diagnóstico – Volume de líquidos excessivos**

    Definição – Retenção excessiva de líquidos.
    Característica definidora – Congestão pulmonar, EAP, sons respiratórios adventícios e padrão respiratório alterado.

- **Diagnóstico – Troca de gases prejudicada**

    Definição – Excesso ou déficit na oxigenação e/ou na eliminação de dióxido de carbono.
    Característica definidora – Taquipneia.
    Fatores relacionados – Padrão respiratório ineficaz.
    Condição associada – Alteração na membrana alvéolo-capilar relacionado a EAP.

- **Diagnóstico – Padrão respiratório ineficaz**

    Definição – Inspiração e/ou expiração que não proporciona ventilação adequada.
    Característica definidora – Hiperventilação, taquipneia e volume corrente alterado.
    Fatores relacionados – Fadiga.
    Condição associada – Complacência pulmonar reduzida e síndrome da hiperventilação.

- **Diagnóstico – Ventilação espontânea prejudicada**

    Definição – Incapacidade de iniciar e/ou manter respiração independente que seja adequada para sustentação da vida.
    Característica definidora – Saturação de oxigênio arterial diminuída e uso de musculatura acessória.

- **Diagnóstico – Risco de aspiração**

    Definição – Suscetibilidade à entrada de secreções gastrintestinais, secreções orofaríngeas, sólidos ou líquidos nas vias traqueobrônquicas que pode comprometer a saúde.
    Fatores de risco – Desobstrução ineficaz das vias aéreas.
    Condição associada – Nível de consciência diminuído, IOT+VM.

- **Diagnóstico – Risco de Sangramento**

   Definição – Suscetibilidade a redução no volume de sangue, que pode comprometer a saúde.

   Condição associada – Procedimentos invasivos.

REFERÊNCIAS

BARROS, ALBA. et al. Anamnese e exame físico: avaliação diagnóstico de enfermagem no adulto. 2ª edição. Artmed, 2009.

DIAGNÓSTICO DE ENFERMAGEM DA NANDA: DEFINIÇÕES E CLASSIFICAÇÃO 2021-2023. 12ª edição. Artmed, 2021.

CASTRO, RBP. Edema pulmonar agudo. Urgências e emergências cardiológicas, 2003. Disponível em file:///C:/Users/LFUTIA/Downloads/548-Texto%20do%20artigo-1087-1-10-20120229%20(1).pdf. Acesso: 06/07/2022.

HINKLE, JL. CHEEVER, KH. Tratado de enfermagem médico-cirúrgica. 14ª edição. Guanabara Koogan, (12 maio 2022).

MACIEL, MVA. Insuficiência cardíaca. Diretriz da sociedade brasileira de cardiologia para gravides na mulher portadora de cardiopatia. Brasil,93,e110-178, janeiro de 2009.

MORTON, PG. Cuidados críticos de enfermagem: Uma abordagem holística. 9ª edição. Guanabara Koogan, 2010.

RIBEIRO, CMC. EDSON, M. RODRIGUES, R. GASPARETTO, E. JUNIOR, ASS. ESCUISSATO, D. NOBRE, LF. ZANETTI, G. NETO, CA. IRION, K. Edema pulmonar hidrostático: aspectos na tomografia computadorizada de alta resolução. Jornal brasileiro de pneumologia. Brasil, edição 32, dezembro de 2006.

CAPÍTULO 12 – DERRAME PLEURAL (DP)

CASO CLÍNICO – DP

Paciente JFM, sexo feminino, 60 anos, medindo 1,65m e pesando 75 kg, apresenta antecedentes pessoais de HAS, DM, dislipidemia (DLP) e IRA (em acompanhamento ambulatorial com nefrologia). Na chegada ao serviço de saúde relatou perda de peso significativo (12 kg) nos últimos 6 meses, sendo que nas últimas 24 horas evoluiu com dispneia progressiva e dor torácica pior durante expirações profundas. Apresentou ao exame físico sinais de taquidispneia (FR=23rpm), em uso de musculatura acessória, com queda na saturação de oxigênio (88%). Na ausculta pulmonar, observou-se redução dos murmúrios vesiculares em base pulmonar direita com sinais de submacicez a percussão e redução do frêmito. Realizada oferta de oxigênio suplementar com cateter nasal a 2l/min e raio-X torácico com sinais de derrame pleural em base pulmonar direita e massa pulmonar em lobo médio de hemitórax direito. Exames laboratoriais demonstraram ausência de sinais infecciosos, porém com hiponatremia importante (Na+ = 115mEq/ml) e anemia (HB=8,9g/dl e HT = 20%). Solicitada avaliação da equipe da cirurgia torácica, oncologia e iniciada infusão contínua de soro fisiológico com cloreto de sódio a 20%, para correção de hiponatremia. Realizada ressonância magnética (RM) de tórax que confirmou o derrame pleural bilateral e indicou a presença de neoplasia de tórax. Encaminhada para UTI, onde foi avaliada pela equipe de cirurgia torácica, que realizou punção de dreno torácico no quinto espaço intercostal do hemitórax direito (HTD) e encaminhamento de líquido pleural para análise bioquímica e cultura. Avaliado pela equipe de oncologia que indicou punção de cateter venoso central em veia jugular esquerda (CVCJE) e início de quimioterapia por 10 dias. Paciente segue em terapia para correção de hiponatremia (Na+ = 125mEq/ml) (soro fisiológico com cloreto de sódio a 20%) com débito de dreno torácico em 150ml. Apresentou nas últimas 6 horas piora do padrão respiratório com diminuição importante da saturação (SaO2 = 85%), realizado IOT e iniciado VM em modalidade controlada por pressão com FiO2 = 80%, pressão expiratória final (PEEP) de 8. Sedação com propofol 35mcg/kg/min e cetamina 0,5mg/kg/min, realizado novo raio-X de tórax e observado derrame pleural importante em hemitórax esquerdo (HTE). Realizada nova punção de dreno torácico no quinto espaço intercostal em HTE e encaminhada nova amostra de líquido pleural para avaliação bioquímica e cultura. Segue em terapia com reposição de sódio (soro fisiológico com cloreto de sódio a 20%), e melhora do quadro de hiponatremia (Na+ = 136mEq/ml). Resultados da coleta de líquido pleural demonstraram culturas negativas, porém com aspecto transudativo, relação de proteína pleural/plasmática menor que 50%, relação da lactato desidrogenase pleural/plasmática menor que 60%, albumina 3g/dl e baixa densidade. Segue sedado com propofol 35mcg/kg/min e cetamina 0,5mg/kg/min, IOT+VM com melhora do débito pleural (dreno torácico de HTD de 100ml/dia e HTE de 80ml/dia), sem sinais de hiponatremia (Na+ = 138mEq/ml) em 7º dia de quimioterapia com programação de toracotomia para excisão de massa tumoral.

FISIOPATOLOGIA DO DP

Os pulmões são recobertos por duas camadas de tecido, formado por células mesoteliais. A camada interna é denominada pleura visceral, enquanto que a camada externa é denominada parietal, entre estas estruturas há um espaço ocupado por 0,1 a 0,2 ml/kg de líquido pleural. Este líquido possui característica límpida e clara, com cerca de 1,0 a 1,5g/dl de proteína e 1500 células/mm3 (composto por monócitos, linfócitos, macrófagos, células mesoteliais e polimorfonucleares). A principal função do líquido pleural é garantir a lubrificação entre as pleuras evitando o atrito e garantindo a expansibilidade do tórax através da pressão transpleural. A pleura parietal é irrigada pela circulação sistêmica através de artérias intercostais, mamarias e frênicas, enquanto que a pleura visceral é perfundida pela pequena circulação através das artérias pulmonares e ramos da artéria brônquica (HINKLE, 2022; MARCHI, 2006).

Os mecanismos compreendidos no surgimento do derrame pleural envolvem a dinâmica de entrada e saída de líquidos no espaço pleural. Entre os mecanismos de entrada podemos destacar o aumento da pressão hidrostática na microcirculação sistêmica, redução da pressão oncótica plasmática, aumento da permeabilidade capilar e/ou diminuição da pressão no espaço pleural. Por outro lado, os fatores que dificultam a saída de líquidos pleurais, envolvem basicamente os mecanismos de absorção linfática torácica como, por exemplo, alteração na permeabilidade dos vasos linfáticos, disponibilidade de líquido e pressões de enchimento e esvaziamento linfáticos (HINKLE, 2022; MARCHI, 2006).

O DP pode ainda ser classificado através das distinções que classificam o derrame em transudativos e exsudativos. O derrame pleural transudativo está diretamente associado a quadros cardíacos, como a IC, alterações hepáticas e renais, traumas e procedimentos cirúrgicos de coluna. Por outro lado, o derrame pleural exsudativo está associado a neoplasias, etilismo crônico, doenças pleurais prévias entre outros. Caracteristicamente em casos de DP transudativos é mais comum se observar derrames bilaterais enquanto que em casos exsudativos este evento ocorre unilateralmente (HINKLE, 2022; MARCHI, 2006).

Entre as causas para o surgimento do DP, destacam-se hidrotórax hepático, síndrome nefrótica, parapneumônico, neoplasias e tuberculose. O derrame pleural por hidrotórax hepático ocorre em casos de falência hepática, redução na produção de albumina e consequente diminuição da pressão oncótica plasmática. Além de afetar dinâmica circulatória a hepatomegalia, altera a disposição diafragmática favorecendo a passagem de líquidos através do músculo diafragmático principalmente do lado direito. Isto ocorre também em resposta a um aumento da pressão abdominal em comparação com a pressão da caixa pulmonar, que impulsiona o líquido. A síndrome nefrótica, por sua vez, favorece o surgimento do DP devido aos desequilíbrios hidreletrolíticos como nos casos de hiponatremia e hipomagnesemia (MORTON, 2010; FERREIRO, 2014).

O DP parapneumônico é causado pelo aumento da permeabilidade capilar em resposta ao processo inflamatório instalado no parênquima pulmonar. Este tipo de derrame não exige drenagem nas fases iniciais, no entanto, caso haja aumento no derrame pleural com aspecto fibro purulenta a drenagem será necessária. No caso do paciente portador de tuberculose é comum encontrar na avaliação do líquido pleural a presença de adenosina desaminase acima de 40UI/L, interferon gama acima 150pg/ml (em casos crônicos) (MORTON, 2010; FERREIRO, 2014).

O DP maligno ocorre em aproximadamente 15% dos pacientes portadores de tumor pulmonar ainda no início do quadro. Adicionalmente, neoplasias de mama podem ocasionar DP após 2 anos de desenvolvimento. Podemos observar o surgimento de DP maligno em caso de linfomas devido à alteração da capacidade de drenagem pelo sistema linfático. Embora menos comum é possível observarmos o DP associado a pancreatite, este quadro ocorre em resposta a formação de pseudocistos pancreáticos e pela lesão causada pela ação das enzimas pancreáticas no músculo diafragmático. Esta forma da doença acomete principalmente o HTE e pode ser classificado com altos níveis de amilase pancreática no líquido pleural (MORTON, 2010; FERREIRO, 2014).

ATUAÇÃO DO ENFERMEIRO NO TRATAMENTO DO DP

O enfermeiro deverá posicionar o paciente em posição de Fowler para favorecer o processo de drenagem torácica diminuindo assim a área pulmonar exposta ao derrame pleural. A avaliação da evolução clínica do paciente, também é de responsabilidade do enfermeiro, que poderá observar aumento da FR e diminuição da amplitude respiratória. Garantir o controle adequado da dor resulta em melhora significativa da mecânica respiratória e consequentemente da oxigenação sanguínea (BARROS, 2009).

O tratamento para DP em muitos casos ocorre através da correção da causa base do quadro, seja esta correção clínica ou cirúrgica. Em caso de DP parapneumônico, a correção do processo infeccioso e consequente diminuição da permeabilidade vascular diminuirá o acúmulo de líquido pleural. Os desequilíbrios hidrostáticos e coloidosmóticos também deverão ser corrigidos para se evitar a progressão do DP. Em caso de hiponatremia ou hipoalbuminemia, a reposição destes componentes garantirá o reequilíbrio plasmático e a diminuição do extravasamento de líquidos a partir da circulação. O enfermeiro é responsável por gerenciar o tratamento farmacológico envolvendo tanto a administração de antibióticos como as soluções de característica cristaloides e coloides (BARROS, 2009).

Em caso de presença de massas neoplásicas, ascite associada ou não a pancreatite aguda e/ou trauma com perfuração pleural serão necessárias medidas cirúrgicas para a resolução da causa base, garantindo a melhora clínica do paciente. O enfermeiro intensivista deverá realizar os cuidados pré e pós-operatórios garantindo a segurança do paciente, principalmente relacionado com o risco de sangramento, risco de infecção entre outros (BARROS, 2009).

Em relação aos drenos torácicos, o enfermeiro deverá manter o curativo oclusivo e limpo a fim de evitar infecção do sítio de inserção do dreno. A realização de uma fixação adequada do dreno na pele do paciente diminuirá o risco de tração do dispositivo evitando o desenvolvimento de enfisema (acúmulo de ar) subcutâneo. É de responsabilidade do enfermeiro trocar o selo d'água registrando o débito nas 24 horas, lembrando que qualquer manipulação do dreno ou do frasco de drenagem deverá ser realizado com o dispositivo clampeado. Esta conduta diminuirá o risco de desenvolvimento de pneumotórax (MELO-SILVA, 1991).

Em caso do paciente ser mantido em IOT+VM, o enfermeiro devera avaliar continuamente o nível de consciência, através da aplicação de escalas como a escala de RASS (Tabela 2) e através da monitorização de BIS, garantindo medições entre 40 e 60 (MELO-SILVA, 1991).

Adicionalmente, para se evitar a broncoaspiração e o desenvolvimento da PAV, o enfermeiro deverá manter uma série de cuidados como a manutenção das vias aéreas permeáveis, decúbito elevado acima entre 30 e 45°, além de atenção para ruídos ventilatórios que podem indicar que o cuff não esteja insuflado. Em caso de o paciente receber dieta enteral, por sonda nasoenteral (SNE), o enfermeiro deverá observar sinais de distensão abdominal que pode indicar uma infusão inadvertidamente alta (MELO-SILVA, 1991).

ANÁLISE DO CASO CLÍNICO

Paciente chegou ao serviço de saúde com sinais importantes de dispneia e histórico de importante perda de peso nos últimos seis meses.

Durante a realização de exames laboratoriais e de imagens (raio-X e RNM) foi observado respectivamente sinais de hiponatremia e DP com massa em HTD.

A presença tanto da hiponatremia como da massa pulmonar podem predispor o surgimento do DP. Enquanto que a hiponatremia resulta na diminuição das forças hidrostáticas venosas, favorecendo a passagem de líquido para o espaço intersticial, a presença do tumor pode disparar um processo inflamatório que envolverá o edema local através do aumento da permeabilidade vascular.

A pesquisa das características do líquido pleural demonstrou ausência de bactérias e aspecto transudativo. Estes sinais confirmam que as causas para o quadro pulmonar foram a presença de tumor associado à hiponatremia. Para a correção do quadro de derrame pleural foi realizado drenagem, associado à reposição de sódio e início de terapia quimioterápica. A drenagem retira o paciente do quadro de dispneia por reduzir a resistência a expansibilidade pulmonar. Adicionalmente a correção dos níveis de sódio equilibra as forças hidrostáticas favorecendo a diminuição do extravasamento de líquido. Por fim, a terapia quimioterápica, tem como objetivo a diminuição do crescimento tumoral até a retirada cirúrgica da massa.

A evolução do quadro demonstrou a redução do débito dos drenos torácicos em resposta aos tratamentos implementados (retirada do tumor e correção dos níveis séricos de sódio).

DIAGNÓSTICOS DE ENFERMAGEM

Os diagnósticos aplicados para o caso clínico em questão foram elaborados com base nos diagnósticos de enfermagem da NANDA 2021-2023 (NANDA, 2021).

- **Diagnóstico – Nutrição desequilibrada – menor que as necessidades corporais**

    Definição – Ingestão de nutrientes insuficiente para satisfazer as necessidades metabólicas.

Característica definidora – Perda de peso com ingestão adequada de alimentos.

- **Diagnóstico – Volume de líquidos excessivos**

    Definição – Retenção excessiva de líquidos.

    Característica definidora – Congestão pulmonar, derrame pleural, níveis séricos de hemoglobina diminuídos e padrão respiratório alterado.

- **Diagnóstico – Troca de gases prejudicada**

    Definição – Excesso ou déficit na oxigenação e/ou na eliminação de dióxido de carbono.

    Característica definidora – Taquipneia.

    Fatores relacionados – Padrão respiratório ineficaz.

    Condição associada – Alteração na membrana alvéolo-capilar relacionado a DP.

- **Diagnóstico – Padrão respiratório ineficaz**

    Definição – Inspiração e/ou expiração que não proporciona ventilação adequada.

    Característica definidora – Hiperventilação, taquipneia e volume corrente alterado.

    Fatores relacionados – Fadiga.

    Condição associada – Complacência pulmonar reduzida e síndrome da hiperventilação.

- **Diagnóstico – Risco de pressão arterial instável**

    Definição – Suscetibilidade a forças oscilantes do fluxo sanguíneo pelos vasos arteriais, que pode comprometer a saúde.

    Condição associada – Retenção de líquidos.

- **Diagnóstico – Ventilação espontânea prejudicada**

    Definição – Incapacidade de iniciar e/ou manter respiração independente que seja adequada para sustentação da vida.

    Característica definidora – Saturação de oxigênio arterial diminuída e uso de musculatura acessória.

- **Diagnóstico – Desobstrução ineficaz de vias aéreas**

    Definição – Capacidade reduzida de eliminar secreções ou obstruções do trato respiratório para manter a via aérea desobstruída.

    Característica definidora – Percussão torácica alterada, ritmo respiratório alterado e sons respiratórios diminuídos.

    Fator relacionado – Secreções retidas.

    Condição associada – Espasmo de via aérea.

- **Diagnóstico – Risco de Sangramento**

    Definição – Suscetibilidade a redução no volume de sangue, que pode comprometer a saúde.

    Condição associada – Implantação de diversos dispositivos invasivos.

- **Diagnóstico – Risco de aspiração**

    Definição – Suscetibilidade à entrada de secreções gastrintestinais, secreções orofaríngeas, sólidos ou líquidos nas vias traqueobrônquicas que pode comprometer a saúde.

    Fatores de risco – Desobstrução ineficaz das vias aéreas.

    Condição associada – Nível de consciência diminuído e DP.

REFERÊNCIAS

BARROS, ALBA. et al. Anamnese e exame físico: avaliação diagnóstico de enfermagem no adulto. 2ª edição. Artmed, 2009.

DIAGNÓSTICO DE ENFERMAGEM DA NANDA: DEFINIÇÕES E CLASSIFICAÇÃO 2021-2023. 12ª edição. Artmed, 2021.

FERREIRO, L. JOSÉ, ES. VALDÉS, L. Derrame pleural tuberculoso. Archivos de bronconeumología. Volume 50, fascículo 10, páginas 435-443, outubro de 2014.

GENOFRE, E. CHIBANTE, AMS. MACEDO AG. Derrame pleural de origem indeterminada. Jornal brasileiro de pneumologia, 2006. Disponível em: file:///C:/Users/LFUTIA/Downloads/w7qQccPbKkNTXmX5DX554wz.pdf. Acesso: 11/10/2022.

HINKLE, JL. CHEEVER, KH. Tratado de enfermagem médico-cirúrgica. 14ª edição. Guanabara Koogan, (12 maio 2022).

MARCHI, E. LUNDGREN, F. MUSSI, R. Derrame pleural parapneumônico e empiema. Jornal brasileiro de pneumologia. Brasil, edição 32, agosto de 2006.

MELO-SILVA, MM. JANSEN, JM. MAEDA, TY. TAVAREZ, JL. FILHO AJN. Pneumonia tuberculosa. Pulmão, 1991. Disponível em: file:///C:/Users/LFUTIA/Downloads/pneumonia-tuberculosa.pdf. Acesso: 09/06/2022.

MORTON, PG. Cuidados críticos de enfermagem: Uma abordagem holística. 9ª edição. Guanabara Koogan, 2010.

SESSÃO 4
TRATO GASTROINTESTINAL (TGI)

CAPÍTULO 13 – FISIOLOGIA DO TGI

ORGANIZAÇÃO FUNCIONAL

O TGI é o sistema responsável pelo processamento (digestão) e absorção denutrientes e água a partir da alimentação do indivíduo. Este sistema é organizado a partir de um longo tubo que se inicia na boca, passando pela orofaringe, laringofaringe, esôfago, estômago, intestino delgado (dividido em duodeno e íleo) e intestino grosso (formado pelas alças ascendente, transversa, descendente, sigmoide e reto). Adicionalmente o TGI possui alguns órgãos acessórios, como é o caso do fígado e do pâncreas, que além de participar do processo de digestão, atuam diretamente em outras funções no organismo. O fígado é responsável pela produção de lipídios, glicogênio e glicose além da metabolização de qualquer medicamento que seja administrado através do TGI. O pâncreas, por sua vez participa do controle dos níveis glicêmicos através da liberação de insulina e glucagon dependendo da condição que o indivíduo se encontre (BARBIN, 2018).

A organização histológica do TGI é composta pela musculatura lisa, disposta em cinco camadas, sendo a mais externa em relação à luz do TGI a camada serosa, seguida pelas camadas musculares longitudinais e circulares e por fim, mais internamente as camadas submucosa e mucosa. O tecido do TGI se contrai a partir de estímulos elétricos assim como o músculo esquelético e possui um marca-passo próprio, assim como o músculo cardíaco. As células são dispostas como um sincício, sendo assim como discutido em capítulos anteriores, a proximidade celular e a presença das junções comunicantes permitem que o impulso elétrico passe de uma célula para a outra despolarizando-as em sequência favorecendo o peristaltismo (BARBIN, 2018).

O potencial de repouso do TGI apresenta uma voltagem de -56mvolts e diversos estímulos podem favorecer o aumento da voltagem e consequente despolarização tecidual. A distensão da musculatura, que ocorre em resposta a presença do quimo e/ou do bolo fecal exercendo pressão sobre as estruturas do TGI servem como importante indutor da despolarização dos enterócitos. Adicionalmente a ação de neurotransmissores como a acetilcolina (ACH) e hormônios do próprio TGI, também podem aumentar a contração da musculatura do TGI proporcionando o aumento do peristaltismo. Por outro lado, outros estímulos podem diminuir ainda mais a voltagem do TGI favorecendo o processo de hiperpolarização e diminuição da peristalse do TGI. Os principais exemplos são a noradrenalina e a adrenalina que além de reduzir o peristaltismo, causam contração dos esfíncteres (TEIXEIRA, 2021).

O marca-passo do TGI é formado pelas células de Cajal, que são capazes de produzir dois tipos de estímulo elétrico, as ondas lentas e os potenciais em ponta. As ondas lentas são variações de 5-15 milivolts do potencial de repouso que ocorrem a cada 10 a 20 minutos. São caracterizados pela ativação de canais transmembranas de sódio. Por outro lado, os potenciais em ponta envolvem a abertura de canais de sódio e também de cálcio. São caracterizados por exercer uma contração tônica, com intervalos que podem durar de minutos a horas dependendo das características físicas e alimentares de cada indivíduo (TEIXEIRA, 2021).

Os mecanismos de contração e relaxamento podem ser controlados por mecanismos centrais e humorais. O controle central, pode ser dividido em estímulos inibitórios e estimulatórios, sendo que os mecanismos inibitórios são regulados por fibras simpáticas dispostas entre as vértebras torácicas e lombares. Essas fibras são responsáveis pela liberação de noradrenalina resultando em redução do peristaltismo e contração dos esfíncteres como mencionado anteriormente. Por outro lado, os mecanismos estimulatórios, ocorrem através dos plexos mesentéricos e submucoso (GUYNTON, 2011).

O plexo mesentérico é responsável pela estimulação da contração das fibras musculares longitudinais e circulares favorecendo o processo de peristaltismo. A contração das camadas musculares favorece o peristaltismo do TGI através de movimentos de mistura e propulsivos. Os movimentos de mistura agem através da contração da mucosa intestinal e também dos esfíncteres. Por outro lado, os movimentos propulsivos (peristaltismo) são estimulados pela distensão do TGI pelo bolo alimentar, o que causa uma contração da musculatura 3cm acima do ponto de distensão. Este evento garante o direcionamento dos estímulos elétricos a favor do reto, impedindo que ocorra refluxo alimentar. O plexo submucoso, por sua vez, é responsável pelo controle da liberação dos hormônios, absorção e contração do TGI (GUYNTON, 2011).

O sistema nervoso parassimpático, através das vias cranianas e sacrais, libera ACH, estimulando os mecanismos do TGI. As vias cranianas, como o próprio nome indica, partem do SNC através do nervo vago e controlam as funções do esôfago, estômago e pâncreas. Por outro lado, as fibras sacrais atuam através do nervo pélvico e inervam principalmente o intestino grosso (SILVERTHORN, 2017).

Além dos mecanismos locais e centrais, o controle humoral ocorre através da liberação de peptídeos por diferentes porções do TGI como, por exemplo: (1) colecistocinina (CCK), (2) gastrina, (3) secretina, (4) peptídeo inibitório gástrico e (5) motilina. A CCK é produzida pelas células "I", presentes no duodeno e é responsável pela estimulação da contração da vesícula biliar e inibição da contração gástrica favorecendo a digestão de gordura. A gastrina é produzida pelas células "G", presentes no antro do estômago, em resposta a ingestão de alimentos e distensão da mucosa estomacal, induz a produção de ácido clorídrico e crescimento da mucosa gástrica (SILVERTHORN, 2017).

A secretina, produzida pelas células "S" duodenais, é responsável pela indução da secreção pancreática em resposta a presença de alimento no estômago. O peptídeo inibitório gástrico é produzido pelo intestino delgado em resposta a presença de ácidos graxos e proteínas no intestino e age através do retardo do esvaziamento gástrico e estimulação da secreção de insulina. Por fim a motilina, pode ser produzida tanto pelo estômago quanto pelo intestino quando o indivíduo encontra-se em jejum. Sua principal ação é o aumento dos movimentos do TGI (SILVERTHORN, 2017).

MECÂNICA DO TGI

As funções mecânicas do TGI (Figura 7) iniciam-se na boca com o processo de mastigação e produção de saliva. A mastigação ocorre através do relaxamento e contração subsequente da mandíbula na presença do bolo alimentar e sua principal função é a exposição dos nutrientes para que haja ação enzimática sobre eles. A produção de saliva (800 a 1.500ml por dia) ocorre através das glândulas parótida, sublingual e submandibular e é composta por alfa-amilase, ptialina e mucina. Enquanto a alfa-amilase e a ptialina participam das primeiras fases da digestão do amido em maltose, a mucina atua através da lubrificação da mucosa e do bolo alimentar o que favorece os mecanismos subsequentes a deglutição (BARBIN, 2018; GUYNTON, 2011).

A deglutição é um processo formado por uma fase voluntária e uma involuntária. A fase voluntária ocorre através do impulsionamento do alimento pela língua em direção a orofaringe, dando origem a fase involuntária. Neste momento o bolo alimentar alcança a faringe que se eleva, causando o relaxamento do esfíncter esofágico e o fechamento da epiglote, favorecendo o direcionamento do bolo alimentar para o esôfago. No esôfago o bolo alimentar será impulsionado em direção ao estômago com uma força proporcional a resistência encontrada pelo bolo alimentar durante seu percurso. Antes do bolo alimentar alcançar o estômago, ele deverá passar pelo esfíncter gastroesofágico que exerce uma força de contração de cerca de 30mmHg. A função deste esfíncter envolve a liberação da passagem do alimento como também impede que haja refluxo gástrico (BARBIN, 2018; GUYNTON, 2011).

No estômago o alimento é armazenado devido ao relaxamento da mucosa gástrica, seguido pelo processo de mistura que ocorre através do peristaltismo gástrico em conjunto com a contração do piloro. Este mecanismo proporciona com que haja a retropropulsão do bolo alimentar, facilitando a digestão estomacal. Enquanto o bolo alimentar encontra-se dentro do estômago, sua presença estimula o funcionamento das glândulas oxínticas pilóricas (SILVERTHORN, 2017; TEIXEIRA, 2021).

As glândulas oxínticas, são encontradas no corpo e no fundo do estômago, e agem aumentando a produção de ácido clorídrico e pepsinogênio. O pepsinogênio, na presença do ácido clorídrico, é convertido em pepsina e favorece a produção de fator intrínseco pelas células parietais. Estes dois efeitos proporcionam a digestão proteica e também o aumento da absorção de vitamina B12 (SILVERTHORN, 2017; TEIXEIRA, 2021).

As glândulas parietais, por sua vez, são encontradas no antro estomacal e são responsáveis pela produção de muco e gastrina. O muco protege a mucosa gástrica do ácido produzido pelas glândulas oxínticas, enquanto que a gastrina estimula as células enterocromafins (ECL) a produzir histamina favorecendo a produção de fator intrínseco, e consequente absorção de vitamina B12 (GUYTON, 2011; SILVERTHORN, 2017).

Por fim, o esvaziamento gástrico ocorre quando a pressão gástrica supera a resistência de 50 a 70cmH$_2$O do esfíncter pilórico resultando na liberação do conteúdo gástrico para o duodeno. O esvaziamento gástrico pode ser inibido através da produção de CCK e secretina ou também na presença de grandes quantidades de ácido, proteínas ou ácidos graxos no duodeno (GUYTON, 2011; SILVERTHORN, 2017).

No intestino delgado, as glândulas de Brunner secretam muco (aproximadamente 1.800ml/dia) enquanto que as criptas de Lieberkuhn são compostas por células caliciformes, denominadas enterócitos, que são responsáveis pela produção de muco e enzimas digestivas de proteínas (peptidases), amido (sucrases) e lipídeos (lipases). Nesta porção do TGI ocorre tanto movimentos de mistura como propulsivos que garantem a adequada absorção dos nutrientes contidos no bolo alimentar. Em caso de irritação da mucosa intestinal pode ocorrer o desenvolvimento do surto peristáltico, um aumento exacerbado da atividade do plexo mioentérico e consequente aumento do peristaltismo intestinal. Antes de alcançar o intestino grosso o bolo alimentar deverá passar pela válvula ileocecal que exerce uma resistência de 50 a 60cm de H$_2$O. A principal função desta válvula é o bloqueio do retorno de fezes do intestino grosso para o delgado. Por exemplo, caso ocorra aumento no conteúdo cecal, a distensão desta estrutura resultará na contração do esfíncter e diminuição do peristaltismo ileal (GUYTON, 2011; TEIXEIRA 2021).

No intestino grosso, também podemos encontrar as criptas de Lieberkuhn, responsáveis pela produção de muco, que além de proteger a mucosa favorece a formação das fezes. O intestino grosso pode ser dividido em porção proximal e distal, sendo a porção proximal responsável pela absorção de água e eletrólitos enquanto que a porção distal serve apenas como reservatório de fezes. A defecação, por fim, ocorre devido à presença de fezes no reto, isto causa um reflexo intrínseco, oriundo do plexo mioentérico, resultando na contração da alça descendente e relaxamento do esfíncter anal interno e externo. O esfíncter retal exerce uma força de 20cmH$_2$O e relaxa quando há fezes no reto, favorecendo a defecação (GUYTON, 2011; TEIXEIRA 2021).

O fígado e o pâncreas, também denominados glândulas complexas, atuam sobre a digestão através da liberação de bile e de sulco pancreático respectivamente no duodeno. O sulco pancreático é originado nos ácinos pancreáticos e é composto por tripsina e quimiotripsina (enzimas que digerem peptídeos), amilase (enzima que digere amido) e lipase (enzima que digere lipídeos). A secreção pancreática é liberada com grandes quantidades de bicarbonato (HCO_3^-), que atua como inibidor das enzimas, fazendo com que elas se ativem somente quando alcançarem o duodeno. No duodeno o ácido clorídrico, proveniente do estômago, induz a liberação de secretina que por sua vez estimula a produção de enterocinase duodenal. A enterocinase ativa as enzimas pancreáticas, favorecendo o processo de digestão (BARBIN, 2018; TEIXEIRA, 2021).

O fígado, por sua vez, produz e armazena na vesícula biliar cerca de 600 a 1.000ml de bile por dia. Este composto é produzido pelos hepatócitos e age através da emulsificação das moléculas de gordura auxiliando a digestão e a absorção de lipídeos sobre a forma de ácidos graxos. A bile é liberada em resposta a estímulos parassimpáticos ou pela liberação de CCK em resposta a presença de alimento com alto teor lipídico. Ambos os sinais resultam na contração da vesícula biliar e no relaxamento do esfíncter de Oddi, levando a liberação de bile no duodeno. Além da função digestiva a bile também serve como meio de excreção para produtos da degradação de hemoglobina e também colesterol (BARBIN, 2018; TEIXEIRA, 2021).

CAPÍTULO 13 – FISIOLOGIA DO TGI

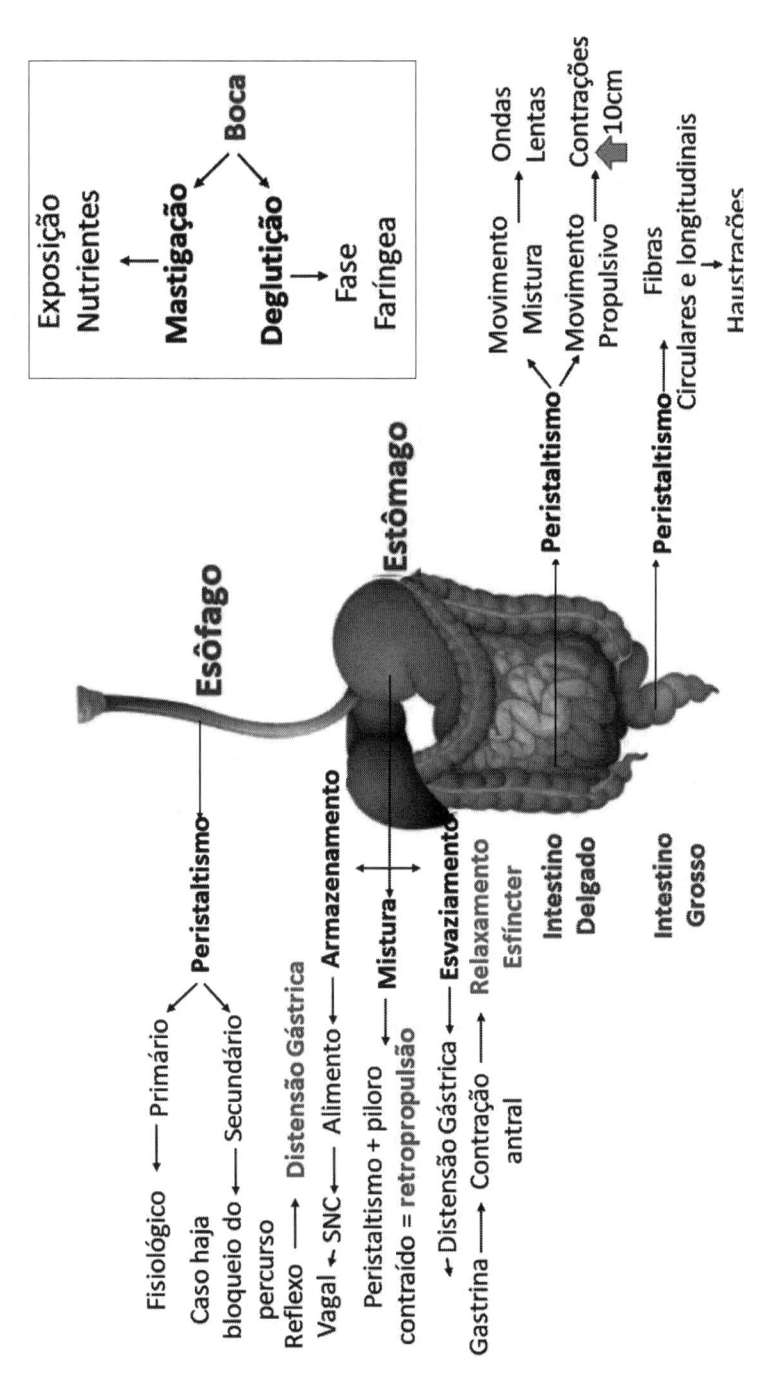

Figura 7: Mapa mental da mecânica do trato gastrointestinal (TGI).

> A mecânica do TGI inicia-se na boca através de processos de mastigação exercida pela contração e relaxamento dos músculos mandibulares enquanto que a deglutição por sua vez inicia-se com a fase laríngea e esofágica. A fase laringea envolve a contração da musculatura lisa que fechará a epiglote e liberará o esôfago para receber o bolo alimentar. No esôfago, o bolo alimentar será conduzido até o estômago, através do peristaltismo, primário e fisiológico e secundário com uma tensão muscular maior em caso de obstrução. No estômago temos armazenamento que ocorre através da dilatação da musculatura gastrica, a mistura que envolve atividades peristálticas em conjunto com a válvula pilórica contraída e o esvaziamento que envolve a contração do antro e relaxamento do esfíncter. Quando o bolo alimentar chega ao intestino delgado encontra dois tipos de peristaltismo, o movimento de mistura formado por ondas lentas enquanto que os movimentos propulsivos são contrações que perduram do ponto de início até cerca de 10cm à frente, possuem apesar de menor frequência, maior intensidade. Por fim o intestino delgado, temos os movimentos de haustrações que são movimentos de rotação do alimento, aumentando a superfície de contato com as paredes intestinais favorecendo a absorção dos nutrientes.

PROCESSOS DIGESTIVOS NO TGI

Como mencionado anteriormente, o TGI é responsável pela digestão de carboidratos, proteínas e lipídeos, e estes processos ocorrem por meio de uma série de processos ao longo do TGI (Figura 8), como as reações de hidrólise. A hidrólise separa as moléculas lipídicas, proteicas e carboidratos através da degradação de uma molécula de H_2O e inserindo uma molécula de hidrogênio (H^+) e hidroxila (OH^-) em cada extremidade dos substratos energéticos (GUYNTON, 2011; SILVERTHORN, 2017).

Os carboidratos são expostos ao TGI sob a forma de frutose, maltose e sucrose e a sua digestão ocorre ainda na boca através da exposição destes amidos a enzima alfa-amilase. No estômago a degradação de carboidratos cessa momentaneamente, pois a alfa-amilase é inibida quando em compartimentos que apresentem PH inferior a 4. No entanto, no duodeno os carboidratos voltam a sofrer ação e amilases, neste caso, da amilase pancreática que metaboliza os carboidratos para formar dissacarídeos, que por sua vez são absorvidos pelos enterócitos (GUYNTON, 2011; SILVERTHORN, 2017).

As proteínas são expostas ao TGI sob a forma de polipeptídeos e sua digestão se inicia no estômago, onde há a exposição destes componentes à pepsina. A pepsina quebra as moléculas de colágeno expondo as cadeias de aminoácidos para as próximas etapas da digestão. No duodeno a tripsina e a quimiotripsina metabolizam os polipeptídeos, formando dipeptídeos e peptídeos que são então metabolizados pelos enterócitos. Os enterócitos, por sua vez, degradam estas moléculas mais uma vez gerando aminoácidos que então serão absorvidos (GUYNTON, 2011; SILVERTHORN, 2017).

As moléculas de gordura começam a ser digeridas no duodeno, através da emulsificação exercida pela bile. Este mecanismo favorece a exposição da molécula lipídica para a ação da lipase pancreática gerando ácidos graxos. Os ácidos graxos na presença de sais biliares formam micelas que serão então absorvidos (GUYNTON, 2011; SILVERTHORN, 2017).

A digestão, dependendo do substrato energético, pode se iniciar em diferentes porções do TGI, como, por exemplo, na boca, no caso dos carboidratos, no estômago no caso das proteínas e/ou no intestino no caso das gorduras. No entanto, a absorção ocorre exclusivamente no intestino delgado devido à presença das pregas de Kerkring que aumentam a superfície de contato intestinal favorecendo a absorção. Em condições fisiológicas o intestino delgado é capaz de absorver 100g de gordura/dia, 50-100g de aminoácidos/dia, mais de 100g de carboidrato/dia, 50-100g de íons/dia e 7-8 litros de água/dia (GUYNTON, 2011; SILVERTHORN, 2017).

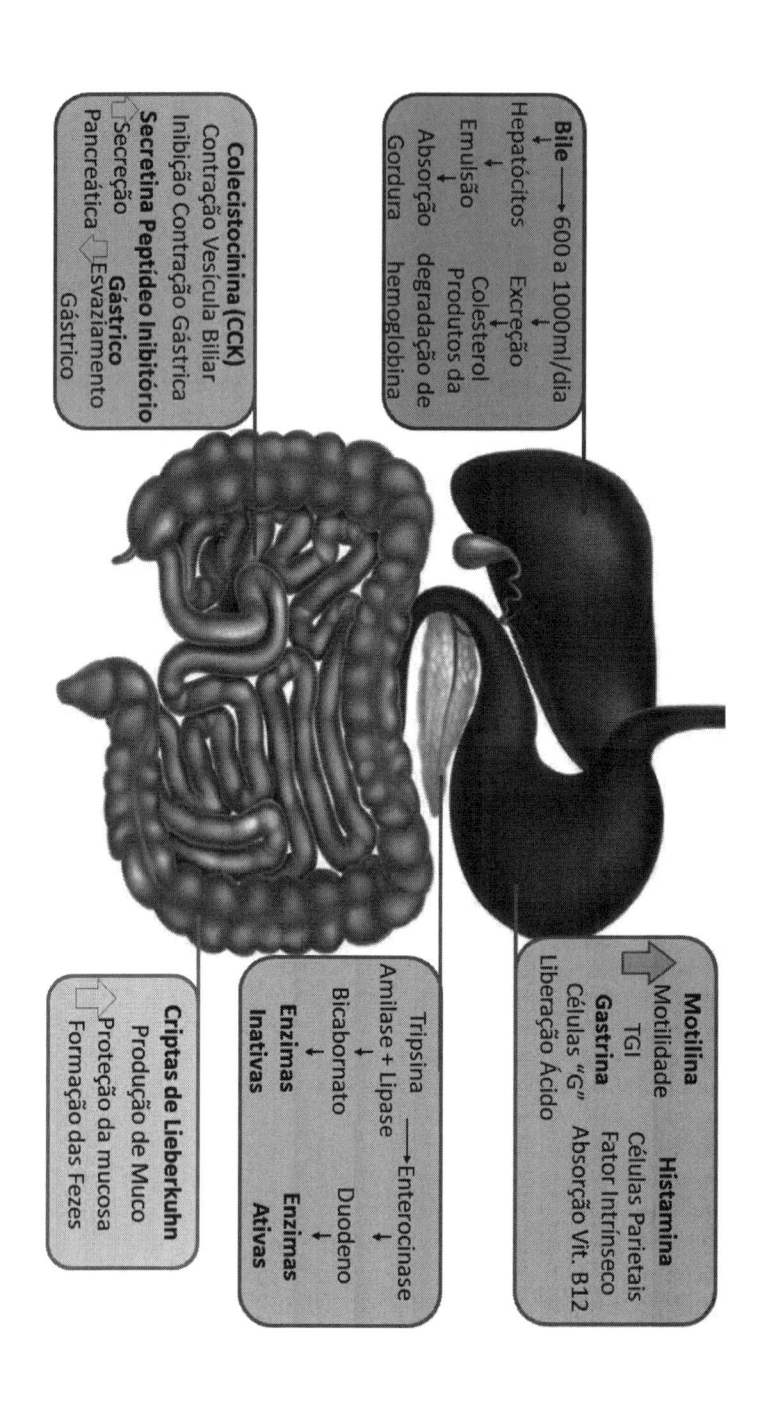

Figura 8: Mapa mental das vias secretórias do TGI.

Bile → 600 a 1000ml/dia
Hepatócitos
↓
Emulsão → Excreção
↓ Colesterol
Absorção Produtos da
Gordura degradação de
hemoglobina

Colecistocinina (CCK)
Contração Vesícula Biliar
Inibição Contração Gástrica
Secretina Peptídeo Inibitório
Secreção Gástrico
Pancreática Esvaziamento
Gástrico

Motilina
Motilidade
TGI

Gastrina   **Histamina**
Células "G"   Células Parietais
Liberação Ácido   Fator Intrínseco
                      Absorção Vit. B12

Tripsina
Amilase + Lipase → Enterocinase
Bicarbonato   ↓
↓   Duodeno
Enzimas   ↓
Inativas   **Enzimas**
                     Ativas

Criptas de Lieberkuhn
Produção de Muco
Proteção da mucosa
Formação das Fezes

As reações químicas envolvidas que ocorrem no TGI auxiliam tanto na dinâmica como na digestão e absorção dos nutrientes. O estômago produz motilina, que aumenta a motilidade, a gastrina que estimula a liberação de ácido e a histamina que favorece a absorção de vitamina B12. O intestino delgado produz CCK que favorece a contração biliar estimulando a emulsificação da gordura e inibindo a contração gástrica, a secretina que aumenta a secreção pancreática favorecendo a digestão de proteínas, carboidratos e gorduras e o peptídeo inibitório gástrico que diminui o esvaziamento gástrico. No intestino grosso, as criptas de langerhans constituídas por túbulos formados por um epitélio simples colunar e células caliciformes. Estas estruturas são responsáveis pela produção de muco, que auxilia na proteção da mucosa e formação das fezes. Tanto o fígado como o pâncreas atuam como glândulas acessórias auxiliando no processo de digestão. O fígado produz bile que atua como indutor da emulsão de gorduras, excreção de colesterol e produtos finais da degradação de hemoglobina. O pâncreas, por sua vez produz enzimas responsáveis pela degradação de proteínas (tripsina), carboidrato (amilase) e gordura (lipase).

REFERÊNCIAS

BARBIN, ICC. Anatomia e fisiologia humana. Editora e Distribuidora Educacional S.A., 2018.

GUYTON, AC. HALL, JE. Tratado de fisiologia médica. 12ª edição. Elsevier Editora Ltda., 2011.

SILVERTHORN, DU. Fisiologia humana: Uma abordagem integrada. 7ª edição. Artmed, 2017.

TEIXEIRA, DA. Fisiologia humana. Teófilo Otoni, Minas Gerais (MG). Núcleo de Investigação Científica e Extensão (NICE), 2021.

CAPÍTULO 14 – DOENÇA DE CROHN (DC)

CASO CLÍNICO – DC

Paciente JOSM, 36 anos, 1,60m de altura e pesando 102 kg, com histórico pessoal de tabagismo ativa e DM em uso de metformina a 500mg e histórico familiar de doenças intestinas (doença de Crohn) acometendo mãe e avó materna. Na chegada ao serviço refere diarreia persistente, associada a dor abdominal intensa irradiando pela região umbilical, flanco e fossa ilíaca direita. Relata ainda, que a dor piora após alimentar-se (período pós-prandial) com refeições sólidas, sendo assim, tem ingerido apenas refeições líquidas e semilíquidas e por isso vem apresentando perda de peso (8 kg em 14 dias). Ao exame físico observa-se turgor de pele diminuído, mucosas hipocoradas e íntegras, taquicardia (112bpm), hipertensão (135x96mmHg) e hipertérmica (T° = 38,1°C). Abdome distendido com RHA aumentado e doloroso a palpação. Realizado TC de abdome com contraste e observado sinais de estenose de alça dessedente de cólon e espessamento de planos gordurosos. Observado também extravasamento de contraste para região abdominal. Exames laboratoriais apresentaram sinais de anemia (HB = 9,3g/dl e HT = 23%), leucocitose (Leucócitos = 85.000mm³), hiponatremia (Na^+ = 125mEq/L), hipocalemia (K^+ = 3,2mEq/L), hipocalcemia (Ca^{2+} = 7,0mg/dl) e hipomagnesemia (Mg^+ = 1,9mg/dl). Paciente encaminhado para UTI, iniciada terapia antimicrobiana com metronidazol e ciprofloxaxina, reposição eletrolítica (cloreto de sódio 20%, 2 ampolas de potássio e 1 ampola magnésio) para ser infundido a cada 12 horas com aferição dos níveis séricos entre as infusões. Iniciado também terapia anti-inflamatória com hidrocortizona 500mg / dia. Após 12 horas de internação em UTI, paciente apresentou hipertermia grave (T° = 39,5°C), hipotensão (85X65mmHg), redução no débito urinário (<0,5ml/kg/hr) e aumento nos níveis séricos de creatinina (3mg/dl), ureia (300mg/dl) e dois episódios de melena. Realizada punção de CVC em JE e cateter de SHILLEY em JD, iniciada infusão de noradrenalina (0,5mcg/kg/min), 2 concentrados de hemácias e programado hemodiálise diária com perda de 2.000ml em 3 horas. Realizado colonoscopia com sinais de espessamento de parede intestinal, mucosa hiperemiada, presença de fístula enterovesical com extravasamento de conteúdo para cavidade urinária e coleta de biópsia de lesões intestinais para análise. Realizado também ultrassom de rins e vias urinárias com sinais de liquefação renal bilateral, dilatação de ureteres, e presença de líquido heterogêneo em globo vesical. Encaminhado para CC onde foi realizado laparotomia exploratória para correção de fístula, drenagem vesical e de cavidade e implantação de cistostomia. Paciente retorna a UTI extubada com curativo oclusivo longitudinal na região do abdome, dreno de Blake em flanco direito com débito presente (100ml) de aspecto seropurulento. Após resultado de biópsia intestinal foi diagnóstico de DC. Iniciada infusão de dieta parenteral total e tratamento com mesalazina (2g/dia), infliximabe (5mg/kg a cada 8 horas) e morfina (2mg a cada 4 horas). Apos 72 horas do procedimento cirúrgico paciente segue com melhora do perfil inflamatório (Leucócitos = 35.000mm^3), mantendo antibióticos (metronidazol e ciprofloxaxina), correção dos níveis séricos de creatinina (0,8mg/dl) e ureia (100mg/dl) sem novas programações de hemodiálise. Segue com dieta parenteral e início de dieta líquida, mantém tratamento com mesalazina (2g/dia), infliximabe (5mg/kg a cada 8 horas).

FISIOPATOLOGIA DA DC

A DC trata-se de uma resposta inflamatória exacerbada que ocorre principalmente no TGI resultando em um aumento na espessura da mucosa com consequente redução na função dos órgãos afetados. É uma doença que pode acometer qualquer segmento do TGI desde a boca até o ânus podendo ser classificada de acordo com a porção acometida, por exemplo: (1) DC ileal – que acomete exclusivamente o íleo, (2) DC colônica – acometendo exclusivamente o cólon, (3) DC ileocolônico com envolvimento de íleo e cólon, (4) DC confinada ao TGI alto acometendo da boca até o duodeno e (5) DC perianal com presença de abcesso e fístulas na região (MORTON, 2010; SANTOS, 2011).

Etiologicamente a DC pode estar relacionada com fatores genéticos e ambientais. Os sinais genéticos mais comuns são alterações no lócus IBD1 (*Inflammatory Bowel Disease* 1) na região pericentromérica do cromossomo 16 e no gene CARD15 (*Caspases recruitment domain-containing protein* 15). Em relação aos fatores ambientais, existe forte relação de hereditariedade (pais e avós), além de aspectos comportamentais como tabagismo, ingestão de alimentos ricos em gorduras poli-insaturadas e carboidratos refinados, uso de fármacos com efeito imunodepressor e infecção bacteriana (MORTON, 2010; SANTOS, 2011).

As infecções bacterianas representam o fator ambiental mais importante, no que diz respeito ao surgimento da DC. Existem duas principais teorias, que sugerem que a infecção pode ocorrer em resultado de um desbalanço entre as bactérias comensais e as patológicas com predomínio da segunda classe. Por outro lado, as bactérias comensais podem apresentar alteração no perfil transcricional e passar a expressar moléculas capazes de induzir a produção do fator de crescimento tumoral alfa (TNF – alfa) (HINKLE, 2022).

O processo inflamatório tem sido descrito como principal disparador da DC, uma vez que após a identificação dos microrganismos pelas células dendríticas (CD) e macrófagos residentes há o aumento da síntese de moléculas do complexo maior de histocompatibilidade (MHC). O aumento na expressão de MHC resulta em uma elevação na expressão de citocinas pró-inflamatórias como o TNF-alfa e a interleucina 12 (IL-12) (HINKLE, 2022). Adicionalmente as moléculas de MHC podem ativar linfócitos T CD4+, enquanto que as citocinas pró-inflamatórias induzem a resposta imune Th1, caracteristicamente uma resposta pró-inflamatória. Além da resposta imune Th1, tanto os macrófagos e as CD, são capazes de produzir interleucina 23 (IL-23), que induz a ativação de células Th 17 e a produção de interleucina 17(IL-17). A ação pleiotrópica da IL-17 confere a esta citocina a capacidade de intensificar a resposta inflamatória em resposta ao aumento nos níveis de TNF-alfa e indução na expressão de moléculas de adesão. Este último efeito está envolvido com a migração de novas células imunes até a luz intestinal e piora do perfil inflamatório do paciente (GUIMARÃES, 2020; ROBERTO, 2015).

Todos estes distúrbios resultam em uma série de alterações macroscópicas como a coloração róseo-acinzentada ou vermelha purpura da mucosa intestinal afetada pelo processo inflamatório. A alteração da coloração está acompanhada do espessamento da parede intestinal, deposição de fibrina na luz intestinal e uma dilatação compensatória da porção intestinal não acometida. O espessamento pode diminuir a capacidade absortiva enquanto que a fibrose pode gerar obstrução intestinal. O mesentério próximo à área afetada também apresenta enrijecimento, fibrose e edemaciado com importante deposição de gordura e acometimento de linfonodos (GUIMARÃES, 2020; ROBERTO, 2015).

ATUAÇÃO DO ENFERMEIRO NO TRATAMENTO DA DC

Como se trata de uma doença crônica, sem cura conhecida, até o momento, os esforços terapêuticos têm como objetivo reduzir a sintomatologia enquanto atenuando a resposta inflamatória. Como mencionado anteriormente os principais sintomas da DC são dor abdominal, diarreia que pode ser com aspecto lipídico (esteatorreia) ou sanguinolento (enterorragia), perda de peso, anorexia entre outros (BARROS, 2009). Com base nisto o enfermeiro deverá identificar o padrão fecal, sendo que, em casos de fezes com aspecto gorduroso, é comum que a DC tenha acometido a região de íleo, enquanto que caso haja evacuação com a presença de sangue, a origem da DC pode ser no cólon. Além do aspecto das fezes, as características da dor abdominal também podem indicar a DC, sendo comum o paciente apresentar dor em região umbilical e irradiando para flanco e fossa ilíaca direita (BARROS, 2009).

É muito comum nestes pacientes apresentarem-se levemente desnutridos e desidratados devido à redução da ingestão alimentar associada a dor que se intensifica em períodos pós-prandiais. A observação do relato da perda de peso, turgor e coloração da pele e mucosas além de unhas quebradiças podem ser, todos, sinais de alteração nutricional. São usualmente aplicadas reposições de ferro e a administração de injeções de vitamina B12 com o objetivo de se evitar a piora da anemia (BARROS, 2009).

Caso o paciente apresente intolerância na alimentação enteral é comum a implementação de dieta por via parenteral. Neste caso, deverá garantir-se um acesso central e o enfermeiro será responsável pela manipulação (caso necessite) e pela administração da dieta parenteral.

É importante garantir uma via exclusiva para administração da dieta parenteral, devido à quantidade de nutrientes que podem facilmente interagir com diversos tipos de medicações (LOPES, 2016).

Além da identificação dos sintomas durante a realização do exame físico, o enfermeiro é responsável pelo gerenciamento terapêutico, visto que os pacientes portadores de DC recebem altas doses de anti-inflamatórios, imunossupressores e antibióticos. O uso dos anti-inflamatórios, muitas vezes pode ser acompanhado de náusea e vômitos além de diminuição no apetite e cefaleia. São exemplos desta classe farmacológica sulfalazina, mesalazina, balsalazide e corticoides. O tratamento com antimicrobianos (metronidazol e ciprofloxacino) atua através da redução da microbiota intestinal reduzindo assim a população de bactérias comensais e também patológicas (LOPES, 2016). O principal efeito adverso também ocorre através desta ação, pois a redução da microbiota intestinal está envolvida com a diminuição da absorção nutricional e possível recorrência de diarreia. Por fim os imunossupressores são medicações que atuam na redução da amplitude da resposta imunológica. O principal fármaco desta classe é o Infliximabe que é um anticorpo polimorfonuclear que atua inibindo a ação do TNF-alfa reduzindo assim a progressão da doença. O principal obstáculo desta linha de tratamento é a redução da resposta imunológica do paciente, podendo haver, reativação de doenças infecciosas como é o caso da tuberculose (LOPES, 2016).

O enfermeiro além de gerenciar a administração medicamentosa, deverá atentar-se para os possíveis efeitos adversos que acompanham o tratamento. É comum observarmos náusea e inapetência associadas ao tratamento com anti-inflamatórios, sinais de infecção associada ao uso de imunossupressores e sinais de diarreia e alterações hepáticas associadas ao uso de antimicrobianos (LOPES, 2016).

ANÁLISE DO CASO CLÍNICO

Paciente com histórico familiar de doenças intestinais e histórico pessoal de tabagismo chegou ao serviço com relato de perda ponderal de peso e sintomas abdominais (dor), com piora após a ingestão de alimentos sólidos. Aos exames laboratoriais apresenta sinais de desidratação, associado a diarreia, aumento dos marcadores infecciosos, e sinais de sangramento.

Para definição do diagnóstico, foi realizado o exame de colonoscopia com biópsia da parede intestinal e exames de TC abdominal com implementação de contraste iodado. Os resultados demonstraram sinais de espessamento de parede intestinal e extravasamento de contraste para a cavidade abdominal e globo vesical. O perfil da parede intestinal, associada à clínica e ao resultado da biópsia confirmou o quadro de doença de Crohn, enquanto que o escape de contraste indica o surgimento de fístulas intestinais. Estas fístulas favorecem o extravasamento de conteúdo intestinal para a cavidade abdominal e para o globo vesical.

O extravasamento de conteúdo intestinal para a cavidade abdominal é responsável pelo desenvolvimento do quadro de sepse, evidenciado pela presença de conteúdo com aspecto purulento nos drenos abdominais. A progressão do processo infeccioso pode causar um choque distributivo, justificando a hipotensão e o início da infusão de DVA.

Além do extravasamento para a cavidade abdominal, houve também a presença de líquido ecogênico no globo vesical. A presença de conteúdo intestinal na bexiga associado ao aumento da pressão intra-abdominal (em resposta ao processo inflamatório) podem figurar como os responsáveis pela obstrução das vias urinárias e hidronefrose. A hidronefrose está diretamente associada ao aumento dos níveis de ureia, creatinina e redução do débito urinário (anúria). Condição que foi confirmada após realização de USG de rins e vias urinárias.

A hidratação associada à reposição eletrolítica são as primeiras medidas a fim de evitar o colapso circulatório. Para a correção das fístulas entéricas foi realizado intervenção cirúrgica, para a correção da hidronefrose iniciou-se hemodiálise e para a correção da desidratação e desnutrição iniciada dieta parenteral. A anemia observada pode ser resultado da discreta, mas presente enterorragia associada com a lesão renal aguda e consequente diminuição da produção de eritropoetina. Como correção foi infundido dois concentrados de hemácias e administrado eritropoetina exógena.

DIAGNÓSTICOS DE ENFERMAGEM

Os diagnósticos aplicados para o caso clínico em questão foram elaborados com base nos diagnósticos de enfermagem da NANDA 2021-2023 (NANDA, 2021).

- **Diagnóstico – Nutrição desequilibrada – menor que as necessidades corporais**

    Definição – Ingestão de nutrientes insuficiente para satisfazer as necessidades metabólicas.

    Característica definidora – Dor abdominal e ingestão de alimentos menor que a ingestão diária recomendando (IDR).

- **Diagnóstico – Risco de glicêmia instável**

    Definição – Suscetibilidade à variação dos níveis séricos de glicose em relação à faixa normal, que pode comprometer a saúde.

    Fator de risco – Ingestão alimentar inadequada.

    População de risco – Indivíduos com história de doença autoimune.

- **Diagnóstico – Risco de volume de líquido deficiente**

    Definição – Suscetibilidade a vivenciar diminuição do volume de líquido intravascular, intersticial e/ou intracelular, que pode comprometer a saúde

    Fator de risco – Ingestão insuficiente de líquidos.

    Condição associada – Desvio afetando absorção de líquidos (doença de Chron).

- **Diagnóstico – Risco de motilidade gastrintestinal disfuncional**

    Definição – Suscetibilidade a atividade peristáltica aumentada, diminuída, ineficaz ou ausente no trato gastrintestinal, que pode comprometer a saúde.

    Condição associada – intolerância alimentar e diabetes mellitus.

- **Diagnóstico – Risco de débito cardíaco diminuído**

    Definição – Suscetibilidade a Volume de Sangue bombeado pelo coração inadequado para atender as demandas metabólicas do organismo, que pode comprometer a saúde.

    Características definidoras – Frequência cardíaca alterada e pós-carga alterada (hipertensão).

- **Diagnóstico – Risco de Sangramento**

    Definição – Suscetibilidade a redução no volume de sangue, que pode comprometer a saúde.

    Condição associada – Condição gastrintestinal (DC).

- **Diagnóstico – Hipertermia**

    Definição – Temperatura corporal central acima dos parâmetros diurnos normais devido à falha na termorregulação.

    Característica definidora – Taquicardia.

    Condição associada – Taxa metabólica aumentada e estado de saúde prejudicado.

- **Diagnóstico – Dor aguda**

    Definição – Experiência sensorial e emocional desagradável associada à lesão tissular real ou potencial, ou descrita em termos de tal lesão; início súbito ou lento, de intensidade leve a intensa, com término antecipado ou previsível e com duração menor que 3 meses.

    Característica definidora – relato de característica da dor e intensidade através de escala padronizada e alteração no apetite.

REFERÊNCIAS

BARROS, ALBA. et al. Anamnese e exame físico: avaliação diagnóstico de enfermagem no adulto. 2ª edição. Artmed, 2009.

DIAGNÓSTICO DE ENFERMAGEM DA NANDA: DEFINIÇÕES E CLASSIFICAÇÃO 2021-2023. 12ª edição. Artmed, 2021.

GUIMARÃES, MC. GONÇALVES, DS. DA SILVA, CP. Doença de Crohn: um estudo de caso. Humanidades e tecnologias. Brasil, volume 23, fascículo 1, 2020.

HINKLE, JL. CHEEVER, KH. Tratado de enfermagem médico-cirúrgica. 14ª edição. Guanabara Koogan, (12 maio 2022).

LOPES, HL. Doença de Crohn um desafio para os profissionais de enfermagem. Repositório institucional. Brasil, janeiro de 2016.

MORTON, PG. Cuidados críticos de enfermagem: Uma abordagem holística. 9ª edição. Guanabara Koogan, 2010.

ROBERTO, AJ. PIRES, RNC. LEME, AF. BUENO, OG. ROBERTO, AC. The use of infliximab in psoriasis associated Crohns disease. A case report. Medicina cutánea ibero-latino-americana. Portugal, páginas 199-201, 2015.

SANTOS, SC. Doença de Crohn: Uma abordagem geral. 2011. 47 páginas. (Análises clínicas) – Universidade Federal do Paraná, Curitiba, 2011.

CAPÍTULO 15 – INSUFICIÊNCIA HEPÁTICA

CASO CLÍNICO – INSUFICIÊNCIA HEPÁTICA

Paciente KGHD, 32 anos, 1,70m de altura, pesando 145 kg, IMC acima de 35 (obesidade mórbida). Histórico pessoal de ex-tabagista e etilista, em curso de terapia para indução de ovulação e posterior fertilização *in vitro*, hipertensão (captopril 50mg), diabético (metformina 150mg) e dislipidêmica (sinvastatina). Na chegada ao serviço de saúde, apresenta rebaixamento do nível de consciência (ausência de abertura ocular, afonia e respondendo com movimentos inespecíficos durante estímulo tátil – Glasgow 6). Pupilas isocóricas com fotorreação presente, porém com sinais de icterícia em escleras. Bradipneia com episódios de apneia e dessaturação (88%) e ausência de cianose periférica ou central. Tórax íntegro, simétrico com expansibilidade diminuída, mantendo hipertensão (145/98mmHg) e bradicardia (FC=60bpm). Segue em jejum devido a rebaixamento do nível de consciência, iniciado aporte calórico com solução de glicose 10%, abdome íntegro, globoso, distendido, com sinais de sons hipertimpânicos a percussão e sinal de semicírculo de Skoda. Eliminações ausentes até o momento, pele sem sinais de lesão por pressão, porém com sinais de turgor diminuído. Realizado ainda no PSA intubação orotraqueal e sedação com propofol 45ug/kg/min e Dormonid (midazolam) 20mg/kg/h. Encaminhado para setor de diagnóstico por imagem para a realização de TC de crânio (com sinais de apagamento de sulcos sugestivo de Edema cerebral), TC de tórax (sem alterações) e TC de abdome (com sinais de hepatomegalia e líquido livre abdominal). Exames laboratoriais – Bilirrubina – 0,6mg/dl / Albumina 2,5g/dl / ALT 200 U/L / AST 350U/L / Amônia 160/dl / Fator anti Xa – 40% / Fibrinogênio 100mg/dl. Encaminhado para UTI, onde foi realizado punção abdominal guiada por USG e drenado 600ml de líquido livre que foi posteriormente encaminhado para cultura. Evolui com piora do quadro respiratório apresentando redução do volume corrente, aumento da pressão expiratória e dessaturação refratária ao aumento da fração de oxigênio ofertada (FiO_2). Encaminhado para nova TC de tórax com sinais de derrame pleural a direita. Solicitada avaliação da equipe da cirurgia torácica que implementa a colocação de dreno torácico com débito de 350ml. Material também enviado para análise histológica. Solicitada pesquisa de marcadores inflamatórios. Exames laboratoriais – PCR – 0,2mg/dl / Leucócitos 8.000 / HB – 7,5 / HT – 32% / Plaqueta 480.000 / Amônia 120/dl. Paciente mantém resistência ventilatória, devido a síndrome de Pickwik, realizado posicionamento em prona com Trendelenburg invertido com consequente melhora do padrão respiratório e da saturação. Mantendo débito em dreno torácico presente (150ml). Resultado de cultura de líquido torácico e abdominal com resultado negativo para células neoplásicas e com aspecto transudativo pobre em proteína, restos celulares e adenosina desaminase (ADA). Realizada pausa da terapia folículo estimulante e realizada reposição de albumina seguida de administração de 4 ampolas de furosemida. Após drenagem torácica e abdominal houve melhora do padrão respiratório e da expansibilidade torácica, o que permitiu o posicionamento do paciente em posição supina e redução dos parâmetros ventilatórios. Realizado início de desmame de sedação. Evolui com melhora do padrão respiratório com desmame completo da sedação (24 horas), porém apresentando Glasgow de 9 sem nível de consciência para prosseguir com a retirada da ventilação mecânica. Realizado TC DE CRANIO sem alterações isquêmicas e com melhora do padrão de apagamento de sulcos. Dreno torácico sem débito e sem sinais de novas distensões abdominais. Paciente apresenta também redução nos marcadores de função hepática. Exames laboratoriais – Amônia 100mcg/dl / Bilirrubina – 0,2mg/dl / Albumina 3,5g/dl / ALT 80U/L / AST 80U/L. Após 36 horas de retirada da sedação, paciente apresenta melhora do padrão neurológico com abertura ocular espontânea e obedecendo a estímulos verbais, porém mantendo afonia devido a TOT. Dreno torácico sem débito. Realizada retirada de TOT e de dreno torácico, segue acompanhado pela equipe de endocrinologia, cardiopneumologista e hepatologista.

FISIOPATOLOGIA INSUFICIÊNCIA HEPÁTICA

A IPA é definida como uma síndrome multifatorial, que ocorre quando mecanismos de morte celular superam os mecanismos de regeneração hepáticos. É caracterizada por um quadro de coagulopatia associado a qualquer grau de encefalopatia hepática sem histórico prévio e com evolução inferior a 26 semanas. A classificação desta complicação ocorre através do período de duração dos sintomas podendo ser estadiada em: (1) hiperaguda (<7 dias), aguda (7 a 21 dias) e subaguda (>21 dias e <26 semanas). No entanto, esta classificação não representa um parâmetro adequado para avaliar prognóstico do paciente (MORTON, 2010; BORGES, 2010).

A IPA pode ser resultado de intoxicação medicamentosa, principalmente com uso de acetaminofeno, também conhecido como paracetamol, um anti-inflamatório, que age através da inibição da cicloxigenase 2 (COX-2) e cicloxigenase 3 (COX-3). É comum a ocorrência a IPA medicamentosa em países do continente norte-americano e europeu. Outra causa importante na indução da insuficiência hepática são as infecções virais, sendo a mais comum, causada pelo vírus da hepatite. O vírus da hepatite A e D, comum em crianças e em mulheres grávidas respectivamente apresentam baixa capacidade de indução de insuficiência hepática. Por outro lado, a infecção pelo vírus da hepatite B e C apresenta maior risco de desenvolvimento de lesão hepática. A ocorrência desta condição induzida por infecção viral ocorre com maior prevalência em países em desenvolvimento (MORTON, 2010; BORGES, 2010).

Como mencionado anteriormente, a IPA é uma condição em que há aumento da morte celular. Este mecanismo pode ocorrer através dos processos de apoptose ou da necrose. A apoptose, também conhecida como morte celular programada, apresenta uma série de eventos que ocorrem a custo de energia (sob a forma de ATP). Esta resposta pode ser estimulada através de sinais intrínsecos e extrínsecos. A via de sinalização intrínseca é estimulada em caso de dano ao material genético da célula, com consequente liberação de proteínas nucleares como a BIC, BAD e NOXA. Estas proteínas atuam ligando-se a BCL-2. A proteína BCL-2, possui funções anti-apoptose e em condições fisiológicas está associada ao complexo BAX/BAK inibindo sua função. O complexo BAX/BAK, quando livre da inibição de BCL-2 atua criando poros na membrana mitocondrial e favorecendo a liberação do citocromo C. O citocromo C, por sua vez ativará a pró-caspase 9 e a proteína APAF-1 formando um complexo proteico conhecido como apoptossomo. A formação do apoptossomo ativa a caspase 9 e a caspase 3-1-7. A ativação destas duas caspases dispara os mecanismos apoptóticos (MORTON, 2010; BORGES, 2010).

A via de sinalização extrínseca, por sua vez, envolve a sensibilização dos receptores de morte celular. Nos hepatócitos podemos encontrar o receptor Fas (CD95/Apo1), receptor 1 do TNF (TNF-R1) e receptor 1 do ligando indutor da apoptose relacionado com o fator de necrose tumoral (TRAIL-R1). A sensibilização de qualquer um destes receptores induz a conversão de pró-caspase 8 em caspase 8 e ativação da caspase 3 induzindo a via da apoptose. A sensibilização destes receptores, pode também resultar na conversão de pró-caspase 10 em caspase 10, o que causa a ativação de BID. A ativação desta proteína favorecerá a formação de poros na membrana mitocondrial por dois mecanismos distintos. O primeiro dependente da ligação com BCL-2 e consequente inibição do complexo BCL2/BAX/BAK e o segundo capaz de aumentar a atividade de BAX/BAK a fim de favorecer a formação de poros mitocondriais independentemente da inibição de BCL-2 (HINKLE, 2022).

Os mecanismos de morte celular envolvendo a necrose ocorrem com os estoques de energia totalmente depletados, envolvendo uma série de respostas celulares como, por exemplo: (1) perda da permeabilidade membranar e mitocondrial, (2) tumescência citosólica, (3) liberação de conteúdo nuclear e lisossomal e (4) ruptura da membrana celular. A liberação do conteúdo intracelular no tecido é responsável por causar uma resposta inflamatória local em razão da ação das enzimas intracelulares. Um dos fatores predisponentes a disparar esta condição é a instalação do estresse oxidativo e a depleção dos níveis intracelulares de glutationa (GSH), um importante antioxidante fisiológico (HINKLE, 2022).

Os mecanismos descritos acima favorecem o estadiamento da doença através do aparecimento dos sinais e sintomas como, por exemplo: (1) diminuição na eliminação de bilirrubina e produção de proteína resultando em icterícia e redução da pressão oncótica favorecendo o extravasamento do líquido do espaço intravascular para o intersticial, (2) hipertensão portal causado pelo aumento da pressão intra-parenquimatosa resultando em regurgitação renal e mesentérica e (3) edema cerebral e hipertensão intracraniana devido à diminuição nos níveis de proteínas circulantes e redução da pressão coloidosmótica. O edema cerebral pode acompanhar o quadro de encefalopatia hepática devido a acúmulo de amônia devido à redução no funcionamento do ciclo da ureia. Ambos os eventos podem causar importantes alterações no nível de consciência (HINKLE, 2022).

ATUAÇÃO DO ENFERMEIRO NO TRATAMENTO DA IPA

O tratamento inicial tem como objetivo a resolução do fator causador do quadro de IPA, no caso de intoxicação por acetaminofeno, administra-se de N-acetilcisteína, por outro lado, em caso de hepatite a resolução do quadro agudo infeccioso poderá atenuar os sintomas. No entanto, em caso de doença hepática fulminante apenas o transplante é capaz de solucionar os distúrbios apresentados (BARROS, 2009).

O enfermeiro deverá saber identificar as alterações mais prevalentes no paciente com quadro hepático. A avaliação da coloração da pele e da esclera poderá servir como subsídio para se identificar um quadro de icterícia, que é um indicativo de disfunção na excreção hepática de bilirrubina. A avaliação do nível de consciência deverá ser realizada frequentemente devido ao prejuízo na conversão de amônia em ureia. A amônia apresenta efeitos tóxicos sobre SNC com consequente redução da atividade neuronal. A realização de hemodiálise pode reduzir os níveis séricos de amônia e com isso melhorar o padrão neurológico (BARROS, 2009).

A realização periódica da ausculta pulmonar poderá indicar redução dos murmúrios vesiculares em resposta ao extravasamento de líquidos para o espaço pleural prejudicando a expansividade torácica e a oxigenação sanguínea. O enfermeiro através da realização do exame físico deverá identificar estes sinais, assim como, observar distensão abdominal, hipertimpanismo e presença do semicírculo de Skoda que indica o derramamento de líquidos para a cavidade intra-abdominal. O semicírculo de Skoda é observado colocando-se o paciente em decúbito lateral e observando-se uma distensão em formato circular no abdome (MAIA, 2022; PEREIRA, 2000).

A redução da síntese proteica hepática favorece a degradação de proteínas pelos tecidos periféricos, principalmente pelo tecido muscular. Com isso é comum observar-se sinais de caquexia e redução do tônus muscular. Deverá ser garantido a infusão de 1 a 1,5g de gordura por quilo de peso corporal. A avaliação do perfil nutricional e da composição corporal é uma atribuição que o enfermeiro deverá realizar juntamente com a equipe de nutrição (MAIA, 2022; PEREIRA, 2000).

Adicionalmente a falência hepática prejudica a formação de fibrinogênio reduzindo a coagulação sanguínea, assim como, causa o engorgitamento do sistema mesentérico predispondo o surgimento de varizes esofagianas. Sendo assim o enfermeiro deverá atentar-se para sinais de melena, surgimento de hematomas, descoloração de mucosas, dispneia e diminuição do débito urinário. Todos estes sinais são indicativos de sangramento (MAIA, 2022; PEREIRA, 2000).

ANÁLISE DO CASO CLÍNICO

Na chegada ao serviço de saúde, o paciente em questão apresenta rebaixamento do nível de consciência, associado à icterícia em esclera e semicírculo de Skoda presente. Histórico pessoal apresenta relato de ex-tabagismo, ex-etilismo, DM e dislipidemia. Os exames laboratoriais de entrada demonstraram sinais de hipoalbuminemia, associado a níveis de amônia e marcadores de dano hepáticos elevados. Adicionalmente os exames de imagem demonstraram sinais de extravasamento de líquidos nas cavidades craniana, torácica e abdominal.

O quadro indicado está relacionado à insuficiência hepática capaz de causar repercussão em diferentes sistemas orgânicos (SNC, respiratório e digestório). A provável causa disparadora para o problema base trata-se do etilismo, que pode ter atuado como um intoxicante exógeno, além da diabetes que está diretamente relacionada com o acúmulo ectópico de gordura no fígado.

O rebaixamento no nível de consciência pode estar relacionado diretamente com o aumento da pressão intracraniana causada pelo extravasamento de líquidos ou também pela encefalopatia hepática causada pela amônia sérica elevada. A proteção das vias aéreas não estava relacionada com alterações no parênquima pulmonar, mas sim com uma possível parada respiratória (devido a alterações no centro respiratório) ou uma possível broncoaspiração (devido à paresia das musculaturas envolvida na deglutição).

O derrame pleural e a ascite observados posteriormente se relacionam com a redução nos níveis séricos de albumina que atuam através da redução das forças coloidosmóticas plasmáticas favorecendo o extravasamento de líquidos. A resolução destes extravasamentos através da implantação de dreno torácico e pela punção abdominal respectivamente.

O tratamento para correção do quadro foi a realização da reposição de albumina sérica com indução da diurese (através da aplicação de diuréticos de alça). A albumina exercerá ação sobre o líquido intersticial forçando-o a retornar aos vasos sanguíneos, enquanto que a furosemida estimulará a diurese favorecendo uma diminuição no volume plasmático.

DIAGNÓSTICO DE ENFERMAGEM

Os diagnósticos aplicados para o caso clínico em questão foram elaborados com base nos diagnósticos de enfermagem da NANDA 2021-2023 (NANDA, 2021).

- **Diagnóstico – Obesidade**

    Definição – Condição em que o indivíduo acumula gordura excessiva para a idade e o sexo que excede o sobrepeso.
    Característica definidora – ADULTO: Índice de massa corpórea »30kg/m².
    Fator relacionado – Comportamento sedentário que ocorre por >2 horas por dia e gasto energético abaixo da ingestão de energia com base em avaliações padronizadas.

- **Diagnóstico – Risco de função hepática prejudicada**

    Definição – Suscetibilidade à diminuição na função hepática, que pode comprometer a saúde.

    Fatores de risco – Abuso de substâncias (álcool).

- **Diagnóstico – Risco de glicemia instável**

    Definição – Suscetibilidade à variação dos níveis séricos de glicose em relação à faixa normal, que pode comprometer a saúde.

    Fator de risco – Ingestão alimentar inadequada.

    População de risco – Indivíduos com estado de saúde física comprometida (insuficiência hepática) e indivíduos em UTI.

- **Diagnóstico – Risco de volume de líquidos desequilibrados**

    Definição – Suscetibilidade a diminuição, aumento ou rápida mudança de uma localização para outra do líquido intravascular, intersticial e/ou intracelular, que pode comprometer a saúde.

    Condição associada – Desvio afetando a permeabilidade vascular (hipoalbuminemia) e desvios afetando a eliminação de líquidos (redução do volume vascular).

- **Diagnóstico – Risco de perfusão tissular cerebral ineficaz**

    Definição – Suscetibilidade a uma redução na circulação do tecido cerebral, que pode comprometer a saúde.

    Condições associadas – hipertensão e lesões encefálicas (edema cerebral).

- **Diagnóstico – Risco de pressão arterial instável**

    Definição – Suscetibilidade a forças oscilantes do fluxo sanguíneo pelos vasos arteriais, que pode comprometer a saúde.

    Condição associada – Pressão intracraniana elevada (associada edema cerebral observado em TC de crânio) e retenção de líquidos (acúmulo de líquido no espaço intersticial).

- **Diagnóstico – Ventilação espontânea prejudicada**

  Definição – Incapacidade de iniciar e/ou manter respiração independente que seja adequada para sustentação da vida.

  Característica definidora – Cooperação diminuída.

- **Diagnóstico – Risco de Sangramento**

  Definição – Suscetibilidade a redução no volume de sangue, que pode comprometer a saúde.

  Condição associada – Função hepática prejudicada.

REFERÊNCIAS

BARROS, ALBA. et al. Anamnese e exame físico: avaliação diagnóstico de enfermagem no adulto. 2ª edição. Artmed, 2009.

BORGES, TPS. Insuficiência hepática aguda. 2010. 60 páginas (mestrado integrado em medicina) – Faculdade de medicina Universidade do Porto, Portugal, 2010.

DIAGNÓSTICO DE ENFERMAGEM DA NANDA: DEFINIÇÕES E CLASSIFICAÇÃO 2021-2023. 12ª edição. Artmed, 2021.

HINKLE, JL. CHEEVER, KH. Tratado de enfermagem médico-cirúrgica. 14ª edição. Guanabara Koogan, (12 maio 2022).

MAIA, JC. BERTONCELLO KCG. DA SILVA, AM. PEREIRA, APGT. COLAÇO, AD, BELLAGUARDA, MLR. Diagnósticos de enfermagem em pacientes com cirrose hepática em um serviço hospitalar de emergência. Revista Hospital Universitário. Brasil, volume 48, 2022.

MORTON, PG. Cuidados críticos de enfermagem: Uma abordagem holística. 9ª edição. Guanabara Koogan, 2010.

PEREIRA, RM. TRESOLDI, AT. HESSEL, G. Insuficiência hepática pelo uso de isoniazida: relato de caso. Arquivos gastroenterologia, Brasil, edição 37, janeiro de 2000.

PONIACHICK, JT. QUERA, R. LUI AG. Insuficiência hepática fulminante. Revista médica de Chile. Chile, volume 130, fascículo 6, junho de 2002.

SCHMITT, APV. ESTEVES, VS. KUPSKI, C. Abordagem inicial à insuficiência hepática aguda. 2007. Disponível em: file:///C:/Users/LFUTIA/Downloads/abordagem-inicial-na-insuficiencia-hepatica-aguda.pdf. Acesso: 25/10/2022.

CAPÍTULO 16 – ÚLCERA PÉPTICA

CASO CLÍNICO – ÚLCERA PÉPTICA

Paciente sexo masculino GDS, 40 anos, medindo 1,78m e pesando 98 kg. Possui antecedentes pessoais de diabetes mellitus tipo 2 (metformina 500mg), gastrite crônica (pantoprazol 40mg) e artrite reumatoide (anti-inflamatórios não esteroidais (AINES). Histórico familiar de úlcera péptica, sendo os avós tratados com gastrectomia (retirada de 2/3 do parênquima gástrico), enquanto que os pais foram tratados com inibidores de bomba de prótons (pantoprazol) e antibioticoterapia (amoxicilina). Durante a chegada ao serviço de saúde, apresentou queixa de dor em região gástrica com aspecto de queimação a duas semanas. Informa ainda que a dor piora em períodos pós-prandiais (cerca de 2 a 3 horas após alimentar-se) e de madrugada, referindo despertar com a dor. Nas últimas 48 horas evoluiu com episódios seguidos de diarreia anormalmente fétida (segundo relato verbal) e com coloração escurecida. Ao exame físico, apresenta-se consciente e orientado, mucosas oculares e oral hipocoradas, eupneico em ar ambiente, taquicárdico (FC = 115bpm) e hipotenso (PA = 90x60mmHg). Abdome plano, íntegro, com RHA aumentados e doloroso a palpação. Mantém diurese e evacuações espontâneas e ausentes até o momento. Solicitada coleta de exames laboratoriais e endoscopia digestiva alta (EDA). Os resultados dos exames laboratoriais evidenciaram hemoglobina= 9,2g/dl, hematócrito 25%, leucócitos = 8.000mm³, plaquetas = 500.000, potássio = 2,7mEq/L, sódio = 138mEq/L e vitamina B12 = 150pg/dl. EDA realizada após indução com sedo analgesia (propofol e Dormonid) e evidenciado quadro de refluxo gastroesofágico, lesão em mucosa esofágica e úlcera péptica, com presença de sangramento ativo. Como conduta, durante a realização do exame, implantado clipes hemostáticos e realizada biópsia de região ulcerativa. Após exame iniciado tratamento com omeprazol (20mg 1x/dia), claritromicina (500mg a cada 12 horas por 10 dias) e amoxicilina (1.000mg a cada 12 horas por 10 dias). Encaminhado para UTI devido a queda hematimérica e extravasamento em forma de melena. Realizada infusão de 2 concentrados de hemácias, sendo resultado de hemoglobina e hematócrito pós-transfusão de 11g/dl e 36% respectivamente. Realizado também reposição endovenosa de potássio (3,8g de cloreto de potássio – 2 ampolas de potássio 19,1% – em soro fisiológico de 250ml a ser infundido em 8 horas), e vitamina B12. Realizada nova coleta de exames laboratoriais que demonstraram potássio = 3,5mEq/L e vitamina B12 = 230pg/dl. Iniciada dieta por via oral com aspecto pastoso, apresentando boa aceitação sem novos episódios de dor epigástrica. Após 48 horas, de internação na UTI, resultado de biópsia de região ulcerativa revelou presença de *Helicobacter pylori* (H; Pylori). Sendo assim, como não houve sinais de acometimento duodenal, biópsia negativa para citomegalovirus e herpes simples e sem sinais de hipercalcemia, excluiu-se a possibilidade de úlcera péptica por síndrome de Zollinger-Ellison. Após 72 horas da internação na UTI, paciente segue com evolução de dieta para branda, sem novas quedas hematimétricas, normalização do aspecto das fezes e da quantidade de evacuações. Paciente segue de alta para unidade de internação para posterior acompanhamento com equipe da gastroenterologia. Agendada nova endoscopia digestiva alta para 6 meses após alta hospitalar e orientado a observar os sinais de gastralgia.

FISIOPATOLOGIA DA ÚLCERA PÉPTICA

A úlcera péptica é uma condição em que há uma lesão erosiva da mucosa gástrica decorrente do desbalanço entre a produção de ácido clorídrico e a produção de tampão mucoso, quando o primeiro sobrepõe-se ao segundo. Nestas condições é comum observarmos episódios de dor em queimação que perduram em torno de 2-3 horas após o indivíduo alimentar-se (HINKLE, 2022; COELHO, 2003). É muito comum haver, também o sangramento da mucosa gástrica e a exteriorização através de hemoptise e evacuações intestinais (melena). A melena é caracterizada pela presença de fezes escurecidas e fétidas, enquanto que a hemoptise é comum se observar a lesão alcança também em porções duodenais (HINKLE, 2022; COELHO, 2003).

A úlcera péptica pode ser causada por três fatores principais, sendo eles o uso crônico e indiscriminado de AINES, a infecção por H. pylori ou pela síndrome de Zollinger-Ellison. O uso crônico de AINES gera uma lesão gastroduodenal pela ação não seletiva, desta classe de medicamentos, sobre a enzima ciclo-oxigenase 1 (COX-1) e ciclo-oxigenase 2 (COX-2). A inibição enzimática resulta em uma diminuição na produção de prostaglandinas e redução da proteção gástrica, além de aumentar a permeabilidade celular e o transporte iônico favorecendo o processo de lesão celular (MORTON, 2010; CARRETERO, 2016).

Por outro lado, a infecção por H. pylori tem figurado como principal causa do surgimento das úlceras gástricas. A infecção ocorre principalmente em regiões gastroduodenais que não apresentam capacidade secretora de ácidos como é o caso do antro do estômago e do duodeno. No antro o H. pylori, alcança as células responsáveis pela produção de ácido clorídrico (células G) resultando em uma supersecreção de ácidos por estas células. No duodeno, com o PH básico e produção de ácido limitada, ocorre a formação de um quadro de duodenite que além de gerar dor, prejudica a digestão e absorção de nutrientes (MORTON, 2010; CARRETERO, 2016).

Por fim, a síndrome de Zollinger-Ellison, é uma condição que foi descrita pela primeira vez no ano de 1955, e está relacionada à presença de: (1) tumor pancreático, (2) ulceração no duodeno ao invés de no estômago, (3) aumento nos níveis de gastrina para valores próximos de 1.000pg/ml (valor de referência – 50 a 60pg/ml em jejum) e (4) altos níveis de cálcio séricos (hipercalcemia) (NIETO, 2012; TONETO, 2021).

O diagnóstico é realizado através da EDA, mantendo o paciente sempre sedado e inconsciente. A associação da biópsia da região ulcerada, acompanhado da interpretação da dinâmica do parênquima gastroduodenal atuam de forma concêntrica para diagnosticar a úlcera péptica (NIETO, 2012; TONETO, 2021).

TRATAMENTO DE ÚLCERA PÉPTICA E O PAPEL DO ENFERMEIRO

O tratamento da úlcera péptica inicia-se com a identificação da causa desta condição. O método mais bem empregado para este objetivo é a EDA. O enfermeiro atuará preparando o paciente para a realização do exame como a implementação do jejum e controle glicemia a fim de evitar picos hipoglicêmicos. Durante o exame o posicionamento do paciente em decúbito dorsal e a administração dos medicamentos sedativos, também são de responsabilidade do enfermeiro (BARROS, 2009).

O enfermeiro deverá atentar-se aos principais sinais clínicos que estes pacientes podem apresentar, como a redução na ingestão de alimentos frente a gastralgia associado a alimentação. Sendo assim o enfermeiro deverá observar a aceitação alimentar assim como a presença de dor pós-prandial. A evacuação, também deverá ser avaliada pela equipe de enfermagem, pois poderá ser observada a presença de diarreia e em alguns casos melena. A identificação destes sinais poderá ser associada com as alterações laboratoriais a hipocalemia e a queda do HB/HT (BARROS, 2009).

As estratégias terapêuticas para o manejo da úlcera péptica passaram por um avanço considerável. As primeiras medidas adotadas para o tratamento da úlcera péptica era a realização de uma gastrectomia com a excisão de até 2/3 do parênquima gástrico, associado à vagotomia. A gastrectomia com retirada de até 2/3 do parênquima estomacal possuía o objetivo de diminuir a quantidade de tecido capaz de produzir ácido, no entanto, era muito comum observar problemas na digestão de alimentos, perda de peso importante e refluxo gastroesofágico (BARROS, 2009). Adicionalmente a vagotomia tratava-se da excisão do nervo vago, limitando sua inervação no parênquima estomacal. Como a liberação de ácido clorídrico é dependente desta sinalização central, o resultado era a diminuição da produção de ácidos pelo estômago. O principal efeito adverso era a estase estomacal e a diminuição dos mecanismos de propulsão do bolo alimentar pelo duodeno (VOMERO, 2014).

Em razão da diminuição significativa do peristaltismo gástrico, passou-se então a realizar a excisão do nervo vago em um ponto mais próximo do estômago, e a este método chamou-se de vagotomia seletiva. A vagotomia seletiva também apresenta redução da produção do ácido clorídrico, porém com menor efeito sobre a estase gástrica (VOMERO, 2014).

Após 1960, foram criados os medicamentos capazes de controlar o quadro clínico da doença ulcerativa como, por exemplo, os antiácidos e os inibidores de bomba de prótons. As estratégias medicamentosas mais utilizadas nos dias de hoje são as soluções alcalinas (a base de bicarbonato de sódio, alumínio e magnésio), inibidores da bomba de prótons (omeprazol, pantoprazol) e até antimicrobianos (claritromicina e amoxicilina) para o tratamento da infecção de H. pylori. As estratégias cirúrgicas, por sua vez, passaram a ser aplicadas apenas em quadros clínicos extremamente graves com extravasamento de conteúdo gástrico na cavidade abdominal (VOMERO, 2014).

ANÁLISE DO CASO CLÍNICO

Paciente com histórico de dor epigástrica, com piora após refeições e com relato de presença de fezes anormalmente líquidas, fétidas e com coloração escurecida. Na chegada ao serviço de saúde foi encaminhado para realização de EDA, que demonstrou sinais de gastrite, refluxo gastroesofágico e acometimento de esôfago devido a contato de ácido com mucosa esofágica. A transfusão sanguínea realizada corrigiu a queda hematimérica apresentada, no entanto, a causa do sangramento foi corrigida com a implantação de clipes hemostáticos e a correção da colonização com o H. pylori.

A diarreia e a gastrite estão diretamente associadas com a perda acentuada de potássio, assim como com a diminuição da absorção de vitamina B12 pelo estômago. A correção destas alterações através da administração de soluções de reposição evita as complicações como taquiarritmias e piora da anemia. O enfermeiro deverá manter a avaliação constante da monitorização hemodinâmica com atenção a alterações na frequência cardíaca e também possíveis sinais de anemia. As alterações mais comuns, que acompanham estas complicações são a presença de taquiarritmias, redução nos níveis séricos de HCO_3^-, descoloração de mucosas, taquicardia, hipotensão entre outros.

A paciente foi encaminhada de alta, pois a gastrite foi controlada e as complicações resultantes da infecção com o H. pylori foram revertidas através das transfusões sanguíneas e das reposições de eletrólitos e de vitaminas.

DIAGNÓSTICO DE ENFERMAGEM

Os diagnósticos aplicados para o caso clínico em questão foram elaborados com base nos diagnósticos de enfermagem da NANDA 2021-2023 (NANDA, 2021).

- **Diagnóstico – Risco de glicêmia instável**

    Definição – Suscetibilidade à variação dos níveis séricos de glicose em relação à faixa normal, que pode comprometer a saúde.
    Fator de risco – Ingestão alimentar inadequada.
    População de risco – Indivíduos em UTI e indivíduos com estado de saúde física comprometida.

- **Diagnóstico – Diarreia**

    Definição – Eliminação de três ou mais fezes soltas ou líquidas por dia.
    Característica definidora – Dor abdominal.
    Condição associada – doenças gastrintestinais.

- **Diagnóstico – Motilidade gastrintestinal disfuncional**

    Definição – Atividade peristáltica aumentada, diminuída, ineficaz ou ausente no sistema gastrintestinal.
    Característica definidora – Dor abdominal, ruídos intestinais alterados e diarreia.
    Condição associada – Doença do refluxo esofágico e intolerância alimentar.

- **Diagnóstico – Risco de débito cardíaco diminuído**

    Definição – Suscetibilidade a Volume de Sangue bombeado pelo coração inadequado para atender as demandas metabólicas do organismo, que pode comprometer a saúde.
    Características definidoras – Frequência cardíaca alterada e pós-carga alterada (hipotensão).

- **Diagnóstico – Risco de Choque**

    Definição – Suscetibilidade a fluxo sanguíneo inadequado para os tecidos, que pode levar a disfunção celular, que pode comprometer a vida.
    Fatores de risco – Sangramento (melena).
    População de risco – Indivíduos internados e unidade de emergência.

- **Diagnóstico – Dor aguda**

    Definição – Experiência sensorial e emocional desagradável associada à lesão tissular real ou potencial, ou descrita em termos de tal lesão; início súbito ou lento, de intensidade leve a intensa, com término antecipado ou previsível e com duração menor que 3 meses.
    Característica definidora – relato de característica da dor e intensidade através de escala padronizada e alteração no apetite.

REFERÊNCIAS

BARROS, ALBA. et al. Anamnese e exame físico: avaliação diagnóstico de enfermagem no adulto. 2ª edição. Artmed, 2009.

CARRETERO, C. Úlcera péptica. Medicine. Volume 12, fascículo 3, páginas 111-117, fevereiro de 2016.

COELHO, FGV. Úlcera péptica. Projeto diretrizes, 2003. Disponível em: encurtador.com.br/kuO68 . Acesso: 25/10/2022.

DIAGNÓSTICO DE ENFERMAGEM DA NANDA: DEFINIÇÕES E CLASSIFICAÇÃO 2021-2023. 12ª edição. Artmed, 2021.

HINKLE, JL. CHEEVER, KH. Tratado de enfermagem médico-cirúrgica. 14ª edição. Guanabara Koogan, (12 maio 2022).

MORTON, PG. Cuidados críticos de enfermagem: Uma abordagem holística. 9ª edição. Guanabara Koogan, 2010.

NIETO, YB. Úlcera péptica. Medicine, volume 11, fascículo 3, páginas 137-141, fevereiro de 2012.

TONETO, MG. OLIVEIRA, FJM. LOPES, MHI. Evolução histórica da úlcera péptica: da etiologia ao tratamento. Scientia medica, 2021. Disponível em: file:///C:/Users/LFUTIA/Downloads/8361-Article%20Text-30539-2-10-20110527.pdf. Acesso: 25/10/2022.

VOMERO, ND. COLPO, E. Cuidados nutricionais na úlcera péptica. Arquivos brasileiros de cirurgias digestivas. Brasil, volume 27, dezembro de 2014.

SESSÃO 5
SISTEMA RENAL

CAPÍTULO 17 – FISIOLOGIA DO SISTEMA RENAL

ORGANIZAÇÃO FUNCIONAL DO SISTEMA RENAL

O corpo humano possui dois rins, situados na região posterior da cavidade abdominal na altura dos flancos direito e esquerdo. Possuem o tamanho aproximado de um punho fechado pesando entre 120 a 180 gramas. A organização anatômica do rim é formada pelo córtex e medula renal, sendo que na medula renal, há a presença de 8-10 estruturas triangulares denominadas pirâmides renais, que desembocam na papila renal responsável por direcionar a urina produzida para os ureteres (TEIXEIRA, 2021).

O rim é um órgão responsável por regular diversos mecanismos fisiológicos, como, por exemplo: (1) balanço ácido/base, (2) produção de calcitriol, (3) hematopoiese, (4) regulação da PA, (5) gliconeogênese e (6) filtração do fluxo sanguíneo. Apesar das diversas ações dos rins a sua principal função é a filtração sanguínea e excreção dos produtos finais do metabolismo. Nos discutiremos a fundo os mecanismos de filtração, reabsorção, secreção e excreção, mas também descreveremos rapidamente todas as outras funções renais (TEIXEIRA, 2021).

O balanço ácido base é realizado através da reabsorção de bicarbonato (HCO_3^-) e secreção de hidrogênio (H+) pelas células intercaladas no ducto coletor, como discutiremos mais a fundo nas seções posteriores deste capítulo. A produção de calcitriol age aumentando a absorção intestinal de Ca^{2+}, reduzindo a excreção renal e favorecendo a absorção deste íon pelos ossos. A hematopoiese é regulada a partir da produção de eritropoetina e estimulada pelos baixos níveis de oxigênio circulante (hipóxia). A eritropoetina estimula a proliferação das células-tronco(v) precursoras de glóbulos vermelhos (ou hemácias), na medula óssea (TEIXEIRA, 2021).

A regulação da pressão arterial ocorre através da ativação do sistema renina angiotensina aldosterona (SRAA), em resposta a redução na PA. Uma vez ativo, o SRAA resulta na vasoconstrição dependente da produção de angiotensina 2 e no aumento da absorção de sódio pelas células principais do ducto coletor em resposta a aldosterona. O processo de gliconeogênese, que se trata da formação de glicose, a partir de substratos não carboidratos, ocorre principalmente no túbulo proximal utilizando como principal fonte de energia os aminoácidos. A capacidade de produção de glicose renal pode ser comparada a produção hepática em condições de jejum prolongado (SILVERTHORN, 2017).

Por fim a filtração renal do fluxo sanguíneo ocorre através de um alto fluxo sanguíneo renal (22% do débito cardíaco), alcançando os rins através das arteríolas aferentes (pressão de 60mmHg), até atingir o néfron. O néfron é a unidade morfofuncional do rim responsável pela filtração de qualquer substância exceto proteínas plasmáticas e células sanguíneas. Nós possuímos cerca de 1 milhão de néfrons em cada rim, sendo que após os 40 anos de idade, ocorre a perda de 10% do número total de néfron a cada 10 anos. Isto representa uma perda de 40% da filtração renal aos 80 anos, representando uma queda na intensidade da excreção urinária, que é definida pela diferença entre a filtração e reabsorção mais a secreção. Após ser filtrado o sangue é transportado pela artéria eferente (pressão 13mmHg) (SILVERTHORN, 2017).

Após a filtração, o volume residual que não foi reabsorvido é impulsionado através do hilo renal, uma abertura na porção medial do rim, por onde o órgão é acessado pelo SNP, vasos sanguíneos e ureter. Os ureteres são tubos formados de músculo liso, inseridos na musculatura da bexiga e envoltos pelo músculo detrusor encontrado no globo vesical. Esta estrutura muscular impede que o estímulo autônomo, responsável por exercer a contração da bexiga e possibilitar a diurese, resulte no retorno de urina para os ureteres (SILVERTHORN, 2017).

A bexiga é um reservatório, que comporta, em condições normais cerca de 700a 800ml de urina, a diurese, por sua vez é controlada a partir de estímulos autônomos, que induzem a diurese e mecanismos de resistência somática, que impedem a diurese. Os estímulos autônomos ocorrem através da ação periódica de impulsos parassimpáticos responsáveis por induzir a contração da musculatura lisa da bexiga. Enquanto, que os mecanismos de resistência somática envolvem a contração do esfíncter urinário, uma estrutura muscular esquelética, que permanece contraído impedindo a eliminação da diurese. Quando a pressão vesical aumenta demasiadamente a ponto de vencer a resistência somática ocorre a diurese (GUYNTON, 2011).

FILTRAÇÃO GLOMERULAR

O glomérulo é uma estrutura formada por capilares derivados da arteríola aferente, e envolvido pela cápsula de Bowman. A cápsula de Bowman é formada por duas camadas, uma interna também chamada de visceral e outra mais externa chamada parietal. O folheto visceral tem uma íntima relação com as alças capilares, enquanto que o folheto parietal é um dos limites do corpúsculo de Malpighi. Esta estrutura delimita o conteúdo que é filtrado pelo glomérulo e o direciona para os túbulos do néfron onde serão reabsorvidos ou excretados (GUYNTON, 2011).

Como mencionado anteriormente, o glomérulo atua como um filtro para o fluxo sanguíneo (cerca de 22% do débito cardíaco) que alcança o néfron (Figura 9). A intensidade da filtração é inversamente relacionada ao tamanho da molécula. O glomérulo é composto por três camadas e é permeável a todos os componentes da corrente sanguínea exceto células vermelhas e proteínas como a albumina e hemoglobina. A primeira camada do glomérulo é formada por células endoteliais carregadas negativamente. A carga negativa destas células é a característica que torna esta camada impermeável as proteínas como a albumina. A segunda camada é formada pela membrana basal que é uma trama de colágeno e fibras de proteoglicanos. Por fim a terceira camada glomerular é formada por células chamadas podócitos, que assim como as células endoteliais são carregados negativamente servindo como uma barreira adicional às proteínas plasmáticas (GUYNTON, 2011).

Além do tamanho da molécula e da sua carga elétrica, outros fatores como as forças hidrostáticas e coloidosmóticas no glomérulo e na cápsula de Bowman exercem importante efeito para a filtração glomerular. Assim sendo a pressão hidrostática glomerular (60mmHg) e a pressão coloidosmótica na cápsula de Bowman (0mmHg) favorecem a filtração. Enquanto que a pressão hidrostática na cápsula de Bowman (18mmHg) e a pressão coloidosmótica no glomérulo (32mmHg) exercem resistência a filtração (BARBIN, 2018).

A pressão coloidosmótica é alterada basicamente por alterações nos níveis séricos de proteínas, ou então por danos à estrutura glomerular e extravasamento destas proteínas na cápsula de Bowman. Por outro lado, diversos fatores podem alterar a pressão hidrostática, como, por exemplo, a pressão arterial, a resistência da arteríola aferente e a resistência arteríola eferente. Caso ocorra aumento na pressão arterial, ocorre aumento da pressão hidrostática glomerular e com isso aumento na filtração glomerular. Em contra partida o aumento da pressão na arteríola aferente resulta em uma diminuição na pressão hidrostática glomerular e consequente redução da filtração glomerular. Por fim, caso haja aumento da pressão hidrostática eferente, de grau leve a moderado, ocorre aumento na pressão hidrostática glomerular resultando no aumento da filtração glomerular (BARBIN, 2018).

Neste último caso, podemos observar uma constrição grave da arteríola eferente, resultando em diminuição no fluxo de saída dos capilares glomerulares, reduzindo o fluxo sanguíneo renal, resultando em um aumento da pressão coloidosmótica glomerular e consequente redução da filtração glomerular (BARBIN, 2018).

O fluxo sanguíneo renal é fator determinante nas três variáveis descritas acima (pressão arterial, pressão hidrostática das arteríolas aferente e eferente) e por sua vez também sofre interferência de diversos fatores, como, por exemplo, (1) consumo de oxigênio, (2) sinalização simpática, (3) níveis séricos de angiotensina II, óxido nítrico e prostaglandinas. Em caso de aumento na reabsorção de sódio, processo dependente de energia, há um aumento significativo no metabolismo renal e com isso um aumento no fluxo sanguíneo de forma compensatória. Tanto a sinalização simpática como o aumento nos níveis de angiotensina II possuem a capacidade de diminuir a filtração glomerular, através de mecanismos vasoconstritores e aumento da pressão hidrostática glomerular respectivamente. Por outro lado, o óxido nítrico, as prostaglandinas e a bradicinina são vasodilatadores e capazes de diminuir a resistência vascular, resultando na redução da filtração glomerular (GUYNTON, 2011; SILVERTHORN, 2017).

Além das variáveis descritas acima, alterações no próprio parênquima renal é capaz de atuar sobre autorregulação do fluxo sanguíneo. Estes mecanismos são capazes de manter a filtração e reabsorção fisiológica caso a pressão arterial varie de 75 a 160mmHg. O aumento da pressão arterial resulta na redução da perfusão renal e consequente diminuição da filtração glomerular. A redução na filtração glomerular resulta na diminuição do fluxo na alça de Henle, aumentando a reabsorção de sódio e diminuído sua exposição à mácula densa. A diminuição dos níveis de sódio na mácula densa podem tanto disparar o sistema renina angiotensina aldosterona (SRAA), como também diminuir a resistência ao fluxo sanguíneo nas arteríolas aferentes. Ambos os efeitos aumentam a filtração glomerular (GUYNTON, 2011; SILVERTHORN, 2017).

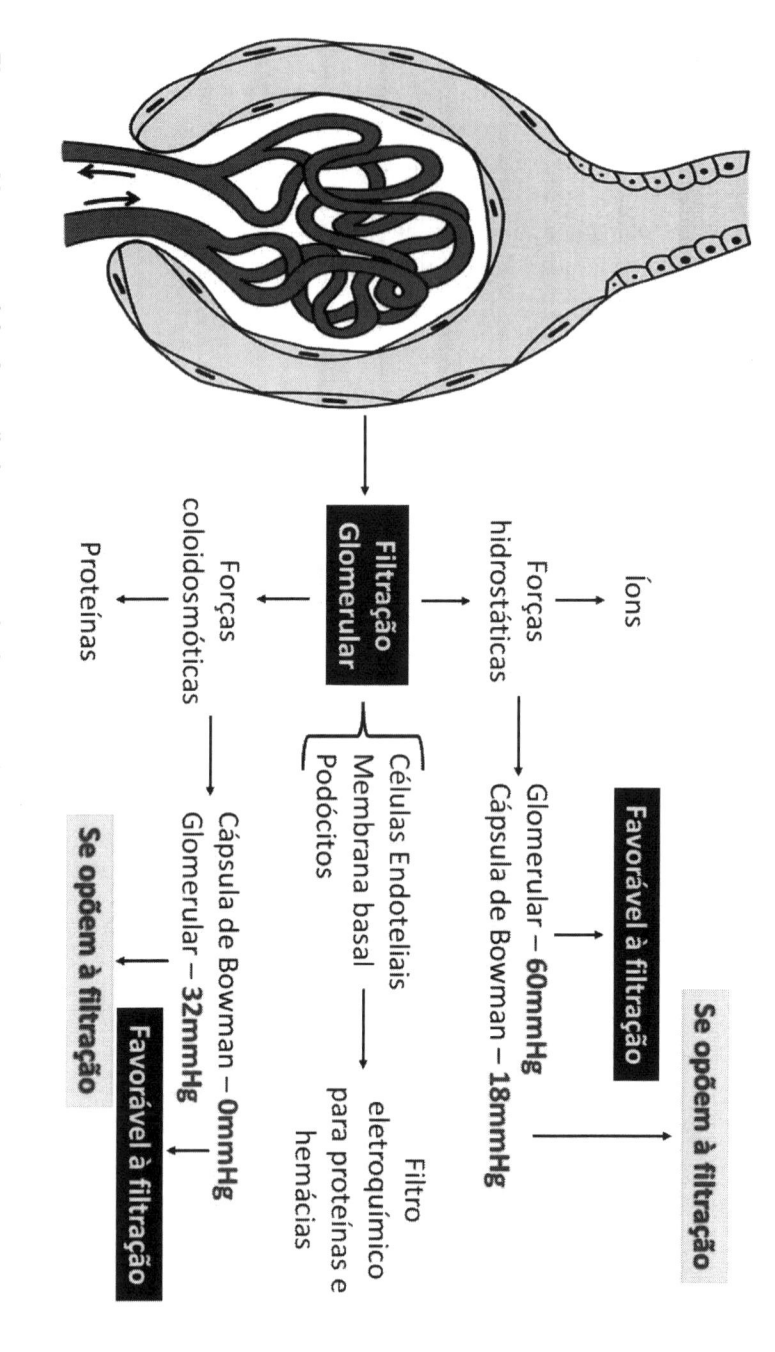

Figura 9: Mapa mental das forças (hidrostáticas e coloidosmóticas) que controlam a taxa de filtração glomerular (FG).

> O glomérulo é formado por três camadas estruturais, as células endoteliais, membrana basal e podócitos. Ambas as estruturas oferecem uma barreira eletroquímica que impede que proteínas sejam filtradas pelo glomérulo. Além destas barreiras, a forças hidrostáticas exercidas pela concentração de íons (potássio, magnésio e sódio), representam uma pressão de 60mmHg no glomérulo e 18mmHg na cápsula de Bowman. Enquanto a pressão glomerular favorece a filtração a pressão da cápsula de Bowman se opõe, no entanto, como a pressão glomerular é maior, em situações fisiológicas, o equilíbrio hidrostático favorece a filtração glomerular. Po outro lado as forças coloidosmóticas são exercidas por proteínas que representam uma pressão de 32mmHg no glomérulo e 0mmHg na cápsula de Bowman. Assim como as forças hidrostáticas, as forças coloidosmóticas também são maiores no glomérulo, no entanto, ao contrário das pressões hidrostáticas essas forças se opõem a filtração glomerular.

REABSORÇÃO, SECREÇÃO E EXCREÇÃO TUBULAR

Após o líquido filtrado pelo glomérulo alcançar os túbulos renais, o mesmo sofrerá ações de reabsorção secreção e excreção ao longo destas estruturas até originar a urina (Figura 10). A reabsorção pode ocorrer por diferentes mecanismos como a osmose, difusão facilitada, co-transporte e transporte ativo dependendo do soluto e da porção do túbulo renal. No caso da água, sua absorção ocorre por osmose nos túbulos proximais, e por difusão facilitada, no ducto coleto através canais proteicos chamados aquaporinas. Outro exemplo de difusão facilitada ocorre com o sódio no túbulo proximal através do co-transporte com glicose por meio dos transportadores de sódio/glicose 1 e 2 (SGLT-1 e SGLT-2) (GUYNTON, 2011; SILVERTHORN, 2017).

Por fim, temos o transporte ativo, que ocorre principalmente através da ação da bomba sódio/potássio ATPase ($Na^+/K^+ATPase$). Estas proteínas mantêm os níveis de sódio intracelular baixos favorecendo o transporte luminar a favor de um gradiente de concentração (GUYNTON, 2011; TEIXEIRA 2021).

Havendo o entendimento dos principais mecanismos evolvidos na dinâmica tubular é importante destacarmos que cada porção do túbulo do néfron é responsável pela reabsorção/secreção de determinados componentes. Inclusive não apenas muda-se o que é reabsorvido como também os mecanismos envolvidos neste processo. O néfron é formado pelo túbulo proximal, alça de Henle (porção descendente fina, ascendente fina e ascendente espesso), túbulo distal e ducto coletor. O túbulo proximal possui uma superfície de borda em escova o que aumenta a superfície de contato e a capacidade de absorção. Cerca de 65% do sódio é reabsorvido já nesta porção do néfron, o que favorece a reabsorção de água (na primeira porção do túbulo proximal) e de cloreto (CL^-) (na segunda porção do túbulo proximal). A absorção de água ocorre, pois a pressão hidrostática de sódio luminal reduz acentuadamente provocando a osmose em direção à corrente sanguínea. Adicionalmente a reabsorção de sódio, diminui a carga elétrica do filtrado e com isso há a expulsão eletroquímica de CL^-. Esse transporte ocorre, pois a carga negativa do filtrado, resultado de uma reabsorção massiva de Na^+, impele o CL^- a seguir a favor de uma solução mais eletropositiva (corrente sanguínea) (GUYNTON, 2011; TEIXEIRA 2021).

Na alça de Henle a porção descendente fina é permeável apenas à água e impermeável aos íons. Enquanto que as porções ascendentes, tanto a fina como a espessa atuam absorvendo grandes quantidades de íons e sendo impermeável a água. É importante destacar também que a capacidade absortiva da porção espessa faz com que essa porção seja definida como segmento diluidor (GUYNTON, 2011; TEIXEIRA 2021).

O túbulo distal possui, em sua estrutura as células da mácula densa que faz parte do aparelho justaglomerular e reconhece alterações nas concentrações de Na^+ tubulares ajustando os níveis da filtração glomerular de acordo. Adicionalmente esta porção do néfron possui um importante trocador de Na^+/Cl^- responsável pela absorção de sódio e secreção cloreto para a luz tubular (SILVERTHORN, 2017; TEIXEIRA, 2021).

O ducto coletor, por fim, é formado por dois tipos celulares distintos, as células principais e as intercaladas. As células principais são capazes de reabsorver grandes quantidade de sódio e secretar grandes quantidades de K^+, em resposta a sinalização de aldosterona, que atua aumentando a atividade Na^+/K^+ ATPase resultando em redução nos níveis intracelulares de Na^+ e aumento nos níveis de K^+. Estes efeitos garantem um gradiente de concentração de Na^+ a favor do ambiente intracelular, garantindo a existência de um gradiente de concentração que favorece a difusão e a absorção.

Os níveis aumentados de potássio também atuam criando um gradiente de concentração, no entanto, a favor da luz tubular, o que, por sua vez favorece a secreção deste íon (SILVERTHORN, 2017; TEIXEIRA, 2021).

Além da aldosterona, o aumento da volemia e consequente distensão do átrio direito estimula a produção de peptídeo natriurético atrial. Este peptídeo reduz a atividade do SRAA e com isso há uma diminuição na reabsorção de Na$^+$ e consequente redução da reabsorção de água (SILVERTHORN, 2017; TEIXEIRA, 2021).

Adicionalmente as células principais podem ser sensibilizadas pelo hormônio antidiurético (ADH) que atua aumentando a expressão de aquaporina em sua membrana plasmática resultando em uma maior reabsorção de água. O ADH atua em receptores V2, esta interação aumenta os níveis intracelulares de adenosina 3,5-monofosfato cíclico (AMPcíclico), um importante segundo mensageiro intracelular. O aumento nos níveis de AMPcíclico favorecerá a translocação dos receptores de aquaporina induzindo a reabsorção de água (BARBIN, 2018; TEIXEIRA, 2021).

Por outro lado, as células intercaladas secretam grandes quantidades de hidrogênio (H$^+$). Este mecanismo funciona através da canalização de água e dióxido de carbono, pela anidrase carbônica, formando ácido carbônico. O ácido carbônico, por sua vez, irá se dismutar em íons hidrogênio que serão secretados e íons bicarbonato que serão reabsorvidos (BARBIN, 2018; TEIXEIRA, 2021).

Túbulo Proximal
- Borda em escova (superfície de contato)
- Reabsorção 65% sódio
- Difusão facilitada
- Cotransporte glicose e aminoácidos

Alça de Henle
- Alça descendente fina → Permeável a água
- Alça ascendente fina → Permeável a íons
- Alça ascendente espessa → Permeável a íons
- Alta taxa metabólica → Transportador Na⁺/K⁺/2Cl⁻

Ducto Coletor
- Células Principais → Reabsorção de Sódio e Água ← ADH ← Aldosterona
- Células Intercaladas → Reabsorção de bicarbonato e secreção hidrogênio

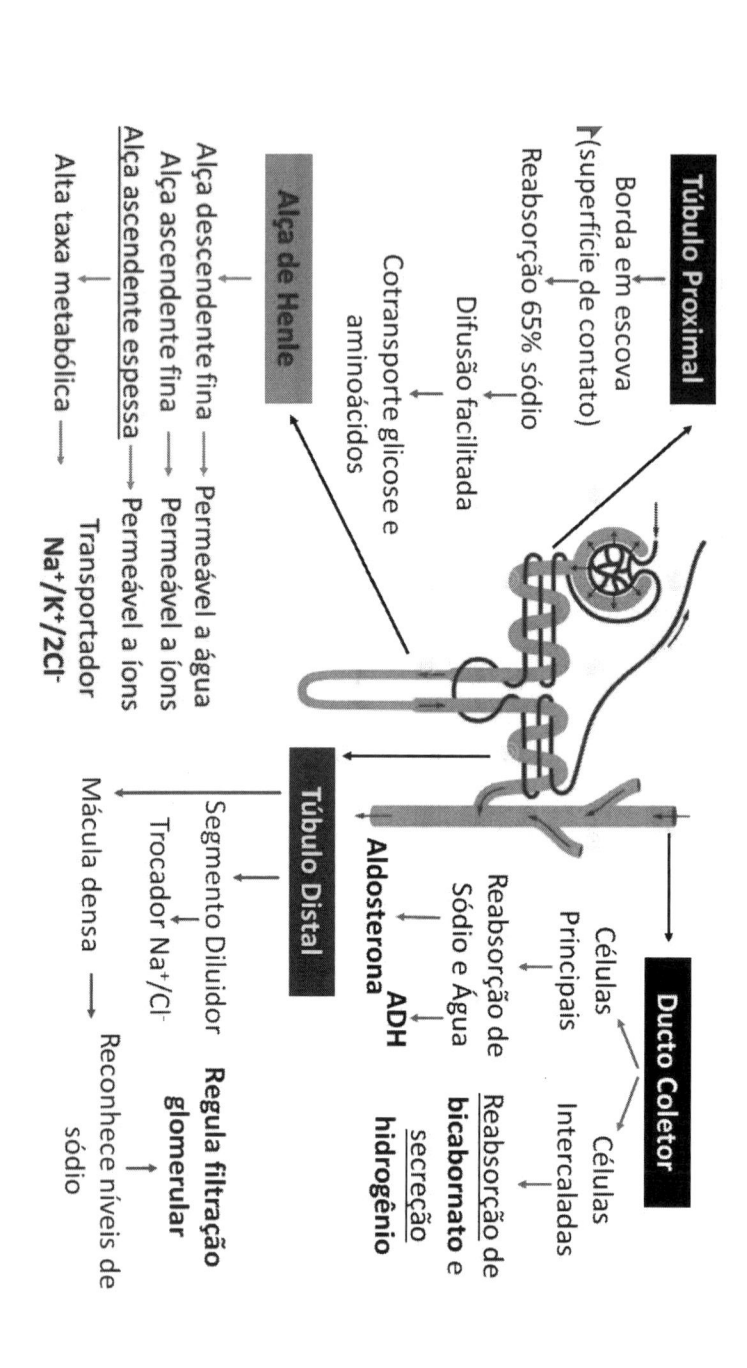

Túbulo Distal
- Segmento Diluidor ← Trocador Na⁺/Cl⁻
- Mácula densa → Regula filtração glomerular → Reconhece níveis de sódio

Figura 10: Mapa mental dos mecanismos envolvidos na reabsorção secreção e excreção tubular renal.

Após a filtração glomerular, o líquido filtrado (também chamado de "filtrado" ou "filtrado glomerular") alcança os túbulos renais. O túbulo proximal possui alta capacidade absortiva, responsável pela absorção de 65% da carga de sódio dos cotransportadores SGLT1 e SGLT2. A alça de Henle é dividida em três segmentos, porção descendente fina permeável à água e quase que totalmente impermeável a íons, porção ascendente fina permeável a íons, porém impermeável a água, com uma capacidade absortiva pequena comparada com a porção ascendente espessa, que também é permeável a íons, porém impermeável a água. O túbulo distal reabsorve sódio (Na^+) através da secreção de hidrogênio (H^+). Por fim, o ducto coletor, composto por células principais e intercaladas, sensíveis a hormônios como o AGH, aldosterona e peptídeo natriurético atrial e responsáveis pela absorção de sódio e bicarbonato respectivamente.

REFERÊNCIAS

BARBIN, ICC. Anatomia e fisiologia humana. Editora e Distribuidora Educacional S.A., 2018.

GUYTON, AC. HALL, JE. Tratado de fisiologia médica. 12ª edição. Elsevier Editora Ltda., 2011.

SILVERTHORN, DU. Fisiologia humana: Uma abordagem integrada. 7ª edição. Artmed, 2017.

TEIXEIRA, DA. Fisiologia humana. Teófilo Otoni, Minas Gerais (MG). Núcleo de Investigação Científica e Extensão (NICE), 2021.

CAPÍTULO 18 – INFECÇÃO RENAL AGUDA (IRA)

CASO CLÍNICO – IRA

Paciente de 37 anos, WTF, 1,85m de altura, pesando 77 kg, hígido, participou a dois dias de uma competição de travessia aquática com percurso de 5 km de distância em mar aberto. Nas 24 horas que se seguiram, evoluiu com sonolência, dor muscular e nas articulações, dificuldade de realização de movimentos, êmese, vômitos e oligúria com aspecto escurecido, e sonolência. Exames laboratoriais de entrada: Sódio – 128mEq/l, Potássio – 5,6mEq/l, Ureia – 250mg/dl, Creatinina – 4,8mg/dl e CPK- 10.000. Paciente encaminhado para UTI, iniciado protocolo de resgate e hidratação vigorosa (solução fisiológica a NaCl 0,9%) e controle da dor muscular com analgésicos opioides (morfina 2mg EV). Após 24 horas de internação paciente evolui com mucosas hipocoradas, dispneia importante com uso de musculatura acessória, redução nos murmúrios vesiculares em terço médio inferior esquerdo, bradicardia com FC= 60bpm além de distensão abdominal, e edema de MMII (++/4+). Exames laboratoriais: Sódio – 125mEq/l, Potássio – 6,0mEq/l, Ureia – 300mg/dl, Creatinina – 5,3mg/dl, CPK- 12.000, HB – 9,2 e Ht – 31%. Realizada transfusão de 01 concentrado de hemácia e administrado manitol EV associado a uso de furosemida. Realizado punção de cateter de diálise de curta permanência (cateter de Shilley) em JD para início de hemodiálise contínua (PRISMA FLEX). Iniciada terapia de substituição renal contínua (PRISMA FLEX) com remoção de 100ml/h, anticoagulação com citrato e reposição de cálcio com solução contendo 05 ampolas de cloreto de cálcio ($ClCa^{2+}$). Ajuste de dosagem de citrato e cálcio, de acordo com dosagens séricas de cálcio (coletados a cada 6 horas). Após as primeiras 48 horas do início da terapia com PRISMAFLEX, o paciente apresentou melhora do padrão respiratório. Exames laboratoriais: Sódio – 133mEq/l, Potássio – 5,4mEq/l, Ureia – 240mg/dl, Creatinina – 4,8mg/dl, CPK- 11.000, HB – 10,8 e Ht

– 40%. Após 72 horas do tratamento dialítico, a terapia começou a apresentar problemas como o aumento da pressão de filtro. O enfermeiro responsável reduziu a perda da máquina para 0ml/h e passou a lavagem com solução de reposição para pré-filtro, sem trocar o *set* da prisma. Após 6 horas deste processo, paciente evolui com rebaixamento do nível de consciência, associado a afasia de condução e disartria com dificuldade de movimentação da língua associado à ausência de retração de palato mole. Apresenta também hipotensão PA = 90/60mmHg e taquicardia importante. Realizado ECG com FC = 154bpm e ausência de onda "P". Fechou-se o diagnóstico de fibrilação atrial de alta resposta ventricular (FAARV). Iniciada administração de amiodarona, dose de ataque, 150mg em 30 minutos, com reversão de FAARV e frequência cardíaca de 110bpm. Realizado TC de crânio sem contraste com sinais de hipodensidade em região parieto-occipital esquerda. Exames laboratoriais: Sódio – 130mEq/l, Potássio – 6,5mEq/l, Ureia – 340mg/dl, Creatinina – 5,1mg/dl, CPK- 10.000, HB – 10,8 e Ht – 38%. Realizado troca de *set* da prisma, devido a coagulação do set, com perda do sangue na extensão, devido ao risco de devolução e introdução de possíveis coágulos no sistema circulatório. Após reinício do tratamento com a PRISMA e a definição de troca de *set* a cada 72 horas, segue-se com a remoção de 150ml/h. Exames laboratoriais: Sódio – 134mEq/l, Potássio – 5,1mEq/l, Ureia – 220mg/dl, Creatinina – 3,9mg/dl, CPK- 8.900, HB – 11,0 e Ht – 40%. Após 36 horas de terapia de substituição renal continua, houve melhora significativa da afasia de condução, mobilização dos músculos da face do padrão respiratório diminuição do edema de MMII e a manutenção dos níveis circulantes de eletrólitos.

FISIOPATOLOGIA DA IRA

A IRA é definida como uma condição em que há lesão no parênquima renal que resulta em redução da filtração glomerular assim como todas as outras funções fisiológicas descritas anteriormente. A forma aguda da doença é caracterizada por oligúria, condição em que o paciente apresenta diurese com valor menor que 0,5ml/kg/hr, e importante desequilíbrio hidreletrolítico. A IRA pode ser classificada como pré-renal, renal e pós-renal, de acordo com a origem das disfunções responsáveis pela lesão ao parênquima (HINKLE, 2022; PACHECO, 2022).

A IRA pré-renal é caracterizada pela diminuição da perfusão renal, evento classicamente associado com quadros de desidratação, insuficiência cardíaca e ou hipovolemia associada ou não a choque hipovolêmico. O tratamento com inibidores da enzima conversora de angiotensina (iECA) e anti-inflamatórios não esteroidais (AINES) são descritos por induzir este subtipo de IRA por modificações hemodinâmicas importantes (HINKLE, 2022; PACHECO, 2022).

A IRA renal pode ser resultado da hipoperfusão renal com consequente diminuição nos níveis de trifosfato de adenosina (ATP) nos túbulos. Apesar das células tubulares apresentarem alta capacidade de regeneração, mesmo em caso de 90% de lesão, as alterações no túbulo proximal e na alça de Henle provocam uma redução importante nos níveis séricos de Na^+. Este quadro é responsável por desencadear a desestruturação do citoesqueleto, despolarização e perda da interação celular além do aumento na produção de espécies reativas de oxigênio (ERO). O uso de medicações como antibióticos aminoglicosídeos, contrastes radiológicos e quimioterápicos podem afetar a perfusão tubular resultando em lesão por isquemia (HINKLE, 2022; PACHECO, 2022).

As prostaglandinas (PG), produzidas pela enzima ciclo-oxigenase atuam como agentes anti-inflamatórios e em condições normais exercem pouco efeito sobre a filtração glomerular. No entanto, em condições que há redução abrupta do fluxo sanguíneo renal, ocorre aumento na produção de agentes vasoconstritores, (catecolaminas, vasopressina e angiotensina II) e consequente produção de PG como mecanismo de *feedback* diminuído a vasoconstrição renal (MORTON, 2010; RIBEIRO, 2022). Em condições em que há cronicidade no quadro de insuficiência renal, os altos níveis séricos de PG atuam aumentando o fluxo para o rim como uma tentativa de resgatar a taxa de filtração glomerular remanescente. Com base nos efeitos descritos acima, o uso de AINES, que atuam através da inibição seletiva ou não da ciclo-oxigenase 2 (COX2), podem reduzir os efeitos das PG e com isso prejudicar ainda mais o funcionamento renal (MORTON, 2010; RIBEIRO, 2022).

A IRA pós-renal, pode ser causada por qualquer fator que cause obstrução das vias urinárias como o ureter, bexiga ou uretra. Em caso de hipertrofia prostática benigna, distúrbios retroperitoneais e bexiga neurogênica há um aumento na pressão intrarrenal por obstrução das vias urinárias distais. Com isso é possível que ocorra um quadro de hidronefrose e o desenvolvimento de um processo inflamatório (MORTON, 2010; RIBEIRO, 2022).

Outra condição conhecidamente capaz de aumentar a taxa de mortalidade é a IRA induzida pela sepse. A sepse é uma condição onde há uma resposta inflamatória disseminada associada a um ou mais focos infecciosos. O principal agente causador das complicações renais na sepse são as endotoxinas como o lipopolissacarídeo (LPS). O LPS é encontrado na parede de bactérias Gram negativas e é capaz de induzir uma resposta inflamatória importante através da interação com receptores CD14. A ação do LPS pode provocar a diminuição da taxa de filtração glomerular, em resposta a diminuição da resistência da arteríola eferente (mecanismo hemodinâmico) e a redução na capacidade de reabsorção de sódio (mecanismo não hemodinâmico) (MORTON, 2010; RIBEIRO, 2022).

A interação, do LPS com o receptor CD-14, leva a produção de moléculas de adesão como as do tipo vascular (VACM) e intercelular (ICAM) e das interleucinas pró-inflamatórias (fator de crescimento tumoral alfa e interleucina 6). O aumento da expressão destes fatores está relacionado com o aumento da permeabilidade vascular e da migração de células pró-inflamatórias para o parênquima renal. A produção de ambos estes fatores (moléculas de adesão e interleucinas pró-inflamatórios) são dependentes da ativação do fator de transcrição NfkB (nuclear factor kappa B). Uma vez ativado, o NfkB, migra para o núcleo celular, liga-se em seu sítio efetor e, por fim, induz a transcrição tanto de moléculas de adesão como de interleucinas inflamatórias. A ativação deste fator de transcrição ocorre através da interação do LPS com o receptor CD-14 resultando na degradação do IKK (I B kinase)/NfkB no citoplasma liberando o fator de transcrição para o núcleo celular (MORTON, 2010; RIBEIRO, 2022).

Tanto o LPS como altos níveis de interleucinas pró-inflamatórias são capazes de estimular a produção do fator ativador de plaquetas (PAF) e do tromboxano A2 (TxA2) ambos capazes de aumentar a resistências das arteríolas renais alterando assim a taxa de filtração glomerular. Com base nisto, podemos afirmar que a IRA trata-se de uma condição multifatoriais podendo ser desenvolvida por uma série de eventos de origens totalmente adversas uma das outras (MORTON, 2010; RIBEIRO, 2022).

TRATAMENTO DA IRA E O PAPEL DO ENFERMEIRO

Como mencionado anteriormente a IRA trata-se de uma condição onde há redução da função renal e consequente diminuição da taxa de filtração glomerular, resultando em episódios importantes de desequilíbrio eletrolítico. Sendo assim o objetivo inicial no manejo do paciente portador de IRA é equilibrar os valores dos principais íons circulantes como o Na$^+$ e K$^+$. Em caso de o paciente apresentar hipercalemia severa com valores de K$^+$ sérico superior a 6,5mmol/L, o mesmo poderá apresentar alterações eletrocardiográficas como onda "T" espiculada, alargamento do complexo de "QRS" e achatamento da onda "P". Para a reversão do quadro cardíaco é orientado o uso de gluconato de cálcio a 10%, a ser administrado por via endovenosa (EV) em bolus durante 3-5 minutos (BARROS, 2009).

O enfermeiro deverá se atentar para possíveis alterações na curva do eletrocardiograma (ECG), sendo capaz de identificar alterações que se associem com o quadro de hipercalemia. Muitas vezes a reposição eletrolítica endovenosa requer a administração de soluções hipertônicas, sendo assim, a avaliação da condição do acesso venoso no qual a reposição será infundida é de responsabilidade do enfermeiro. A administração destas medicações em vasos demasiadamente delgados (finos) e puncionados com cateter de baixo calibre pode predispor ao desenvolvimento de flebite química (BARROS, 2009).

Caso o paciente seja portador de insuficiência cardíaca e faça uso de digoxina, a hipercalemia poderá aumentar o risco de o paciente desenvolver intoxicação digitálica. Com base nisto é orientado a administração do gluconato de cálcio diluído em 100ml de dextrose a 5% durante 30 minutos. O conhecimento da história do paciente e da prescrição médica auxiliará o enfermeiro a identificar estas possíveis interações medicamentosas auxiliando na vigilância e atuando como barreira para possíveis erros terapêuticos. Outras estratégias terapêuticas para reverter a hipercalemia são: (1) administração de 10 unidades de insulina de ação rápida em uma solução de 50ml de dextrose a 50% durante 10-20 minutos e (2) administração de agonista beta adrenérgico na dose de 10 a 20mg via nebulização ou 0,5mg endovenoso (BARROS, 2009).

Enquanto que alterações séricas de K$^+$ provocam alterações principalmente relacionadas com o ritmo cardíaco, desequilíbrios nos níveis séricos de Na⁺ podem predispor a diminuição das forças hidrostáticas vasculares favorecendo o desenvolvimento de edemas. Caso as estratégias farmacológicas (reposição eletrolítica) não sejam suficientes para o devido controle dos distúrbios hidreletrolíticos é optado pelo início da terapia de substituição renal intermitente e contínua (SANTOS, 2021).

O enfermeiro é o responsável pelo manejo da terapia de substituição renal, garantindo a permeabilidade e a integridade do cateter além de proteger o sítio de inserção do cateter contra a colonização bacteriana. É responsabilidade do enfermeiro gerenciar o volume que será retirado do paciente, assim como as alterações eletrolíticas que podem ocorrer durante a terapia, principalmente na terapia contínua. Pacientes portadores de IRA submetidos à hemodiálise precisam de terapia com eritropoetina devido ao risco de anemia (SANTOS, 2021).

Para se iniciar a terapia de hemodiálise contínua, o enfermeiro deverá primeiro identificar o paciente no sistema com nome, peso e hematócrito. Posteriormente deverá calibrar as balanças da diálise para que ela possa reconhecer o volume específico das soluções de reposições. Após a calibração, o enfermeiro deverá conectar o *set* de diálise na máquina, prendendo adequadamente todos os pontos de conexão. Em seguida deverá conectar nas quatro balanças a solução de reposição, o dialisado, a solução de citrato (anticoagulante) e a bolsa coletora. Após a montagem do *set*, o enfermeiro deverá preencher toda a extensão do *set* com soro fisiológico (*priming*) e somente depois do *priming* realizado a máquina é conectada ao paciente (SANTOS, 2021; MORTON, 2010).

A diálise possui uma via venosa (azul) e a via arterial (vermelha), a máquina ira receber o sangue pela via arterial e devolver pela via venosa. Neste momento o enfermeiro deverá observar possíveis sinais de resistência ao fluxo de sangue, pois estas alterações poderão promover a formação de coágulos aumentando a pressão na membrana responsável pela filtração do sangue. Caso a pressão transmembrana (PTM) ultrapasse 400, a máquina interrompe tratamento imediatamente para impedir a passagem de coágulos para o organismo. Após o início da diálise se inicia uma solução de Ca^{2+}, que servirá como reposição, pois a terapia de substituição renal contínua pode causar hipocalcemia em reposta à solução de citrato que é utilizado como anticoagulante. Outra variável importante é a temperatura do paciente, as máquinas modernas possuem um sistema que mantém os volumes que entram em contato com o paciente a uma temperatura de 37° evitando a hipotermia (SANTOS, 2021; MORTON, 2010).

A máquina permanece em funcionamento durante 72 horas, sendo que a cada 24 horas o enfermeiro deverá fechar o balanço do volume perdido neste período e a cada 6 horas deverá controlar os níveis séricos de Ca^{2+} para que seja corrigido caso haja necessidade. O enfermeiro intensivista é o verdadeiro responsável por manter este tipo de terapia e deverá possuir conhecimento teórico-prático que o proporcione condições de reconhecer alterações e as corrigi-las antes que resultem em consequências para a saúde do paciente (SANTOS, 2021; MORTON, 2010).

ANÁLISE DO CASO CLÍNICO IRA

Paciente chega ao serviço de saúde com histórico de esforço muscular intenso associado à realização de prova aquática em mar aberto. A princípio, a alteração no nível de consciência foi relacionada com as alterações hidreletrolíticas (hipernatremia e hipercalemia), além dos altos valores séricos de ureia e creatinina. O diagnóstico definido para este quadro foi IRA causada por rabdomiólise.

O rebaixamento do nível de consciência está diretamente relacionado com os níveis séricos de amônia, que é formada a partir da degradação de proteínas e então convertida a ureia pelo fígado. O acúmulo de ureia, resultado da diminuição da função renal, provoca uma redução na metabolização de amônia acarretando acúmulo orgânico deste metabólito. O aumento nos níveis séricos de amônia afetam diretamente a condutividade elétrica neuronal diminuindo assim o funcionamento do SNC.

O desbalanço eletrolítico favorece o desequilíbrio no balanço de líquidos entre o ambiente intracelular e o extracelular favorecendo a formação de edemas. O edema generalizado no paciente portador de IRA pode ser o responsável pelo rebaixamento no nível de consciência e nas dores principalmente nos MMII.

A primeira estratégia utilizada para reversão do edema generalizado foi a administração de manitol, uma solução hipertônica, que quando administrada por via intravenosa atrai o líquido do espaço intersticial para o espaço intravascular diminuindo assim o edema. A adição de furosemida logo após a infusão de manitol tem como objetivo estimular a excreção renal de líquidos. No entanto, como a função renal está alterada, o paciente manteve-se oligúrico apesar do estímulo.

Devido à refratariedade do tratamento com manitol e furosemida, foi iniciada terapia de substituição renal contínua. Após as primeiras horas de tratamento observamos redução nos níveis séricos de sódio e potássio com reversão parcial do edema. No entanto, após 72 horas de tratamento, o paciente apresentou episódio de FAARV, tratada com amiodarona em dose de ataque e manutenção. No entanto, paciente apresentou quadro de hipercoagulabilidade sanguínea com sinais de isquemia cerebral e aumento na pressão do filtro da diálise também causada pela formação de trombos no sistema da diálise.

A FAARV, assim como a manutenção do sistema de prisma por períodos maiores que 72 horas pode ter sido os causadores da formação de trombos que resultaram em um quadro de AVC e posterior coagulação do sistema da hemodiálise.

A manutenção da terapia de substituição renal manteve a melhora no equilíbrio eletrolítico, com correção dos níveis de sódio e potássio e redução importante dos marcadores de lesão hepática. Com isso, o paciente apresentou evolução do quadro clínico, com subsequente suspensão da terapia renal contínua e progressão do tratamento em UI.

DIAGNÓSTICO DE ENFERMAGEM

Os diagnósticos aplicados para o caso clínico em questão foram elaborados com base nos diagnósticos de enfermagem da NANDA 2021-2023 (NANDA, 2021).

- **Diagnóstico – Volume de líquidos excessivos**
  Definição – Retenção excessiva de líquido.

Característica definidora – Azotemia (Ureia 300mg/dl), pressão arterial alterada e padrão respiratório alterado.

Condição associada – Desvio afetando eliminação de líquidos (LRA).

- **Diagnóstico – Troca de gases prejudicada**

    Definição – Excesso ou déficit na oxigenação e/ou na eliminação de dióxido de carbono.

    Característica definidora – Taquicardia e profundidade respiratória alterada.

    Fatores relacionados – Padrão respiratório ineficaz.

- **Diagnóstico – Débito Cardíaco diminuído**

    Definição – Volume de Sangue bombeado pelo coração inadequado para atender as demandas metabólicas do organismo.

    Características definidoras – Pressão arterial alterada, taquicardia e dispneia.

    Condição associada – frequência cardíaca alterada e ritmo cardíaco alterado.

- **Diagnóstico – Risco de pressão arterial instável**

    Definição – Suscetibilidade a forças oscilantes do fluxo sanguíneo pelos vasos arteriais, que pode comprometer a saúde.

    Condição associada – Retenção de líquidos (acúmulo de líquido no espaço intersticial) e arritmias (fibrilação arterial).

- **Diagnóstico – Risco de perfusão tissular cerebral ineficaz**

    Definição – Suscetibilidade a uma redução na circulação do tecido cerebral, que pode comprometer a saúde.

    Condições associadas – hipertensão.

- **Diagnóstico – Risco de Choque**

    Definição – Suscetibilidade a fluxo sanguíneo inadequado para os tecidos, que pode levar a disfunção celular, que pode comprometer a vida.

    Fatores de risco – Pressão arterial instável, perdas não hemorrágicas de líquido (transferência de líquido para espaço intersticial).

    População de risco – Indivíduos internados e unidade de emergência.

- **Diagnóstico – Dor aguda**

    Definição – Experiência sensorial e emocional desagradável associada à lesão tissular real ou potencial, ou descrita em termos de tal lesão; início súbito ou lento, de intensidade leve a intensa, com término antecipado ou previsível e com duração menor que 3 meses.

    Característica definidora – relato de característica da dor e intensidade através de escala padronizada e alteração no apetite relacionado à êmese e vomito.

REFERÊNCIAS

BARROS, ALBA. et al. Anamnese e exame físico: avaliação diagnóstico de enfermagem no adulto. 2ª edição. Artmed, 2009.

DIAGNÓSTICO DE ENFERMAGEM DA NANDA: DEFINIÇÕES E CLASSIFICAÇÃO 2021-2023. 12ª edição. Artmed, 2021.

HINKLE, JL. CHEEVER, KH. Tratado de enfermagem médico-cirúrgica. 14ª edição. Guanabara Koogan, (12 maio 2022).

MORTON, PG. Cuidados críticos de enfermagem: Uma abordagem holística. 9ª edição. Guanabara Koogan, 2010.

PACHECO, LP. PEREIRA, ACV. SILVA, ADC. BROCK, DPP. ABREU, FMS. ANDRADE, LMN. TISSI, LS. CARNEIRO, YV. MIURA, FK. Abordagem atualizada da lesão renal aguda (LRA). Revista eletrônica acervo médico. Brasil, volume 7, 2022.

RIBEIRO, GLH. DE ROSA, AF. FLORIAN, PZ. ANTONELLO, ICF. Lesão renal aguda. Disponível em: file:///C:/Users/LFUTIA/Downloads/06-ira.pdf. Acesso: 11/11/2022.

SANTOS, ALP. NOVALS, ME. Mapeamento de intervenções de enfermagem na lesão renal aguda: Scoping review. New trends in quantitative research, volume 8, 2021.

SANTOS, OFPS. LARANJA, SM. SCHOR, MABN. Fisiopatologia da injúria renal aguda. Sociedade latino-americana de urologia e hipertensão (SLANH). Disponível: file:///C:/Users/LFUTIA/Downloads/M1-Fisiopatologia-da-IRA-Nestor-Schor-POR.pdf. Acesso: 11/11/2022.

CAPÍTULO 19 – OBSTRUÇÃO VESICAL

CASO CLÍNICO – OBSTRUÇÃO VESICAL

Paciente FOM, 22 anos, sexo masculino, com história de politrauma, resultado de acidente automobilístico (moto versus carro) sendo que o paciente estava na motocicleta e, após impacto, foi arremessado por 10 metros de distância. Encontrado pela equipe de resgate caído em via pública, desacordado com lesão em MMII e desalinhamento do quadril. Chega ao serviço de saúde, sedado com propofol (30mcg/kg/min) e Dormonid (10mg/kg/hr), hipocorado, em intubação orotraqueal (IOT) e ventilação mecânica (VM). Hipotenso com PA = 95X66mmHg em uso de droga vasoativa (noradrenalina 0,5mcg/kg/min), em jejum, mantendo SVD nº 14, com baixo débito urinário de aspecto sanguinolento. Encaminhado para realização de TC de crânio, tórax, abdome, pelve e coleta de exames laboratoriais. Laudo de TC de crânio sem sinais de lesão de calota craniana e de sangramento em parênquima cerebral, TC de tórax com sinais de fratura de arcos costais bilaterais sem perfuração de parênquima pulmonar. TC de abdome com sinais de acúmulo de líquido em cavidade e ecogenicidade em globo vesical, com volume mensurável de aproximadamente 450ml. Resultado de exames laboratoriais com valor de hemoglobina – 8g/dl, hematócrito – 25%, plaquetas – 350.000uL, creatinina – 1,2mg/dl, ureia – 60mg/dl, sódio – 145mEq/L, potássio – 4mEq/L. Com base nestes exames foi solicitado retirada da sonda vesical de demora e sondado novamente com cateter vesical nº 18. Solicitado hemotransfusão e encaminhado paciente para UTI para observação e acompanhamento dos especialistas (cirurgia torácica, cirurgia geral e urologista). Após 24 horas de internação em UTI, paciente mantêm-se sedado com propofol (30mcg/kg/min) e cetamina (0,3mg/kg/hr). Hipotenso (PA – 90X62mmHg) em uso de droga vasoativa (noradrenalina 0,7mcg/kg/min), realizado eletrocardiograma (ECG) com sinais de taquicardia e alargamento de complexo QRS. Segue em jejum, oligúrico (débito urinário menor que 0,5ml/kg/hr nas últimas 24 horas). Avaliado pela equipe de cirurgia torácica e cirurgia geral que direcionaram o tratamento para as fraturas em arcos costais e contusão abdominal como conservador. Avaliado pelo urologista que solicitou a passagem de sonda vesical de 3 vias, início de irrigação vesical contínua, ultrassonografia de rins e vias urinárias e coleta de exames laboratoriais. Realizada passagem de cateter vesical de 3 vias com irrigação e débito urinário de aspecto hemático com presença de coágulos. Realizado USG de rins e vias urinárias e observada dilatação da pelve renal e dos cálices renais. Exames laboratoriais de rotina indicam hemoglobina – 7,5g/dl, hematócrito – 22%, plaquetas – 365.000uL, creatinina – 1,5mg/dl, ureia – 80mg/dl, sódio – 151mEq/L, potássio – 5,5mEq/L. Após avaliação dos exames, o urologista solicitou avaliação da equipe da nefrologia, que indicou a presença de insuficiência renal, pós renal, com necessidade de passagem de cateter para hemodiálise de curta permanência (cateter de Shilley). Ajustada hemodiálise para remoção de 100ml/h, mantendo anticoagulação com citrato e reposição de cálcio com solução Ca^{2+} (5 ampolas de $ClCa^{2+}$). Após 24 horas de início da hemodiálise paciente, segue em IOT+VM, sedado propofol (30mcg/kg/min) e cetamina (0,3mg/kg/hr), hipotenso (PA- 90X65mmHg) em uso de droga vasoativa (noradrenalina 0,7mcg/kg/min). Exames laboratoriais com hemoglobina – 7,0g/dl, hematócrito – 20%, plaquetas – 400.000uL, creatinina – 0,9mg/dl, ureia – 50mg/dl, sódio – 146mEq/L e potássio – 3,7 mEq/L. Solicitada transfusão de 01 concentrado de hemácias. Paciente mantém irrigação vesical contínua com sinais de hematúria, realizado cistoscopia e identificado ponto de lesão em bexiga, responsável pelo sangramento. Realizado, suspensão da hemodiálise contínua e encaminhado paciente, em caráter de urgência, para correção de lesão com realização de hemostasia da lesão em CC, sendo encaminhado novamente para seguir com o tratamento em UTI. Na UTI, paciente mantém irrigação contínua com melhora da hematúria, reiniciada terapia de substituição renal com os mesmos parâmetros anteriores (remoção de 100ml/h, mantendo anticoagulação com citrato e reposição de cálcio com solução pura). Realizada nova coleta de exames laboratoriais com hemoglobina – 9,0g/dl, hematócrito – 27%, plaquetas – 360.000uL, creatinina – 0,9mg/dl, ureia – 50mg/dl, sódio – 142mEq/L e potássio – 3,1 mEq/L. Paciente evolui com melhora da condição hemodinâmica, mantendo PA – 110x72mmHg, realizada suspensão de noradrenalina, iniciado desmame de sedação e progressão para extubação, segue em terapia de substituição renal contínua programada para apenas mais 24 horas sendo programado seções de hemodiálise intermitente 3x/semana.

FISIOPATOLOGIA DA OBSTRUÇÃO VESICAL

A obstrução vesical, também conhecida como uropatia obstrutiva, trata-se de um conjunto de alterações funcionais e estruturais que afetam as estruturas do néfron em resposta ao bloqueio de alguma porção do aparelho urinário. Este quadro pode ser causado por manifestações malignas (câncer) de bexiga, próstata e retroperitônio além da litíase renal. Além disso, alterações congênitas como na disposição das fibras musculares lisas ou mesmo as estruturas venosas renais são capazes de produzir a obstrução pielocalicial (HINKLE, 2022; SOARES, 2022).

Além da origem, a localização da obstrução, também é capaz de designar a evolução do quadro do paciente. Em casos nos quais, a obstrução ocorre abaixo da bexiga, causada por tumor vesical ou hipertrofia prostática benigna (em homens) é comum que ocorra o acometimento bilateral dos rins. Neste caso podemos observar o surgimento do megaureter, uma importante dilatação ureteral em resposta ao aumento da pressão no interior das vias urinárias. Por outro lado, caso a obstrução se origine nos ureteres, comumente encontrada em caso de cálculos renais ou invasão tumoral, o acometimento é unilateral, correspondendo ao lado da obstrução (HINKLE, 2022; SOARES, 2022).

Nas fases iniciais da obstrução vesical ocorre aumento do volume e congestão do parênquima renal (hidronefrose) e o aumento da pressão sob as artérias terminais, causado pelo acúmulo de líquido no parênquima renal. Estas alterações provocam uma redução na perfusão tecidual, resultando em isquemia e eventualmente até a necrose renal. Mesmo a isquemia é capaz de afetar diretamente a FG assim como provocar alteração na perfusão dos néfrons renais (MORTON, 2010; MONTEIRO, 2006). Em condições fisiológicas a diferença entre as forças hidrostáticas e coloidosmóticas no glomérulo e na cápsula de Bowman é de aproximadamente 40mmHg a favor da cápsula de Bowman, condição que favorece a FG. No entanto, com o acúmulo de urina e a dilatação do parênquima renal ocorre elevação nas pressões tubulares diminuindo esta diferença pressórica. No entanto, há dois mecanismos que atuam para manter a FG estável, entre eles a dilatação da pelve renal e o aumento da pressão glomerular, resultado da dilatação da arteríola aferente. A esta resposta damos o nome de "hiperémica" e ela ocorre pela ação de agentes vasodilatadores como as prostaglandinas, através da sinalização dependente da mácula densa, reflexo miogênico entre outros (HINKLE, 2022; SOARES, 2022).

Com a obstrução das vias urinárias há uma redução significativa da perfusão renal, alcançando valores próximos a 1/3 do que encontramos em condições fisiológicas. Adicionalmente ocorre a redistribuição do fluxo sanguíneo com aumento da perfusão dos néfrons corticais e redução da perfusão dos nefros medulares. Este efeito é conhecido como *"wash-out"* do interstício medular o que causa uma redução nos mecanismos de concentração urinária (MORTON, 2010; MONTEIRO, 2006).

O acúmulo de urina no parênquima renal (hidronefrose) é capaz de favorecer o crescimento bacteriano, sendo assim, o desenvolvimento de um quadro infeccioso de foco urinário é uma complicação possível, caso a obstrução não seja solucionada. Em resposta a uma possível condição inflamatória, ocorre a migração de células imunológicas como os macrófagos e células "T" supressoras que produzem tromboxano A_2 e fator de crescimento de fibroblasto beta (TGF-beta). Enquanto o tromboxano atua aumentando a vasoconstrição das arteríolas renais, o TGF-beta induz a deposição de colágeno e fibrose intersticial levando a atrofia dos túbulos e eventual perda dos glomérulos (MORTON, 2010; MONTEIRO, 2006).

Após a resolução da obstrução, o paciente entra no período pós-obstrutivo, que apesar de ser posterior à resolução do problema ainda é acompanhado de diversos sintomas. Alguns exemplos são a (1) incapacidade de concentração da urina, (2) alcalinização da urina, (3) diminuição do da FG e (4) aumento da excreção iônica. A incapacidade de concentração urinária é causada pelo processo de *"wash-out"*, que diminui a concentração do compartimento intersticial peritubular resultando na diluição e aumento do volume urinário (MORTON, 2010; MONTEIRO, 2006). A alcalinização urinária ocorre devido à lesão tubular e diminuição significativa da capacidade de reabsorção de bicarbonato acompanhado por uma redução da secreção de íons hidrogênio. A redução da FG ocorre em resposta à redução na reabsorção de sódio e água. Os altos níveis de sódio tubular são reconhecidos pelas células da mácula densa que sinaliza, via aparato justaglomerular a redução da FG. E por fim a alteração na reabsorção de sódio afeta também a troca do sódio com outros íons como, por exemplo, o potássio, magnésio, cálcio e fosfato (MORTON, 2010; MONTEIRO, 2006).

TRATAMENTO DA OBSTRUÇÃO VESICAL E PAPEL DO ENFERMEIRO

A base do tratamento para a obstrução urinária é a resolução da origem obstrutiva, visto que medidas terapêuticas como hemodiálise ou reposição eletrolítica irão tratar apenas as complicações que acompanham a obstrução. No caso clínico em questão, a origem da obstrução foi o sangramento originado pela lesão física sofrida pelo paciente. Em relação à hematúria apresentada, foi iniciado irrigação contínua, é de responsabilidade do enfermeiro controlar a lavagem vesical, registrando sempre o débito urinário e observando a evolução da hematúria acompanhado das alterações hemodinâmicas e laboratoriais (BARROS, 2009; FLUMINCELLI, 2011).

Inicialmente o enfermeiro deverá controlar adequadamente o volume que é infundido no paciente e o débito urinário do mesmo. Estes dados são adquiridos através da realização do balanço hídrico (BH). O enfermeiro, como profissional responsável por gerenciar a realização do BH pelos técnicos de enfermagem, deverá garantir que o paciente não receba líquidos em excesso devido ao baixo *clearance* renal. A oligúria (débito urinário menor que 0,5ml/kg/hr) pode ocorrer em resposta a obstrução, ou também em caso de desenvolvimento de IRA (BARROS, 2009; FLUMINCELLI, 2011).

Além do controle do débito urinário e do BH, o enfermeiro deverá ter em mente que estes pacientes podem apresentar importantes alterações hidreletrolíticas assim como elevação dos níveis de ureia e creatinina. Nestes casos a reposição eletrolítica e em alguns casos a terapia de substituição renal podem ser empregados por determinado período. O papel do enfermeiro na reposição eletrolítica visa manter um acesso venoso calibroso devido às características hipertônicas (concentrada em relação ao plasma) das reposições (MORTON, 2010; HINKLE, 2022). A utilização de vasos sanguíneos delgados pode representar um fator de risco adicional para o desenvolvimento de tromboflebite. Em vista disto, o enfermeiro deverá avaliar constantemente a rede venosa, utilizada para a reposição, atentando-se para sinais como formação do cordão fibroso, hiperemia, rubor, calor e dor ao administrar a medicação. Todos estes sinais são importantes indicadores de tromboflebite. Em situações, em que a tromboflebite se instaure, é papel do enfermeiro indicar o uso de solução de polissulfato de mucopolissacarídeo, para atenuar seus sintomas (BARROS, 2009; FLUMINCELLI, 2011).

Em relação à terapia de substituição renal, o enfermeiro deverá garantir a permeabilidade e a integridade do cateter, protegendo o sítio de inserção de possíveis colonizações bacterianas. É responsabilidade do enfermeiro gerenciar o volume que será retirado do paciente, assim como as alterações eletrolíticas que podem ocorrer durante a terapia, principalmente na terapia contínua. Pacientes portadores de IRA submetidos à hemodiálise precisam de terapia com eritropoetina devido ao risco de anemia (BARROS, 2009; FLUMINCELLI, 2011).

Como mencionado anteriormente, para se iniciar a terapia de hemodiálise contínua, o enfermeiro deverá primeiro identificar o paciente com nome, peso e hematócrito. Posteriormente deverá prosseguir com a calibração das balanças, conexão o *set* de diálise na máquina, preenchimento realização do *priming* e, por fim, conectar a máquina ao paciente. A diálise possui a via venosa (azul) e a via arterial (vermelha), a máquina ira receber o sangue pela via arterial e devolver pela via venosa (MORTON, 2010; HINKLE, 2022). Neste momento o enfermeiro deverá atentar-se para qualquer resistência no fluxo de sangue, alterações na resistência do cateter promoverão a formação de coágulos no *set*. Caso a pressão transmembrana ultrapasse (PTM) 400, a máquina interrompe tratamento imediatamente para impedir a passagem de coágulos para o organismo. Adicionalmente ao início da diálise deverá ser iniciada a infusão de Ca^{2+}, e controle da temperatura do paciente, evitando hipotermia (BARROS, 2009; FLUMINCELLI, 2011).

O enfermeiro deverá fechar o balanço do volume perdido a cada 24 horas e controlar os níveis séricos de Ca^{2+} a cada 6 horas. O enfermeiro intensivista é o verdadeiro responsável por manter este tipo de terapia e deverá possuir conhecimento teórico-prático que proporcione condições de reconhecer alterações e as corrigi-las antes que tragam consequências para a saúde do paciente (BARROS, 2009; FLUMINCELLI, 2011).

Como se trata de uma condição que pode facilmente evoluir para um quadro infeccioso, o enfermeiro deverá observar os sinais que indiquem o surgimento da síndrome da resposta inflamatória sistêmica (SIRS). Estes sinais são: (1) Hipertermia (temperatura > 38°C) ou hipotermia (temperatura < 36°C), (2) taquicardia (frequência cardíaca > 90 batimentos/min), (3) taquipneia (frequência respiratória > 20 movimentos/min) ou hipocapnia (PaCO2 < 32mmHg), (4) leucocitose (leucócitos > 12.000 células/mm3), leucopenia (leucócitos < 4.000 células/ mm3) e/ou > 10% de formas bastonetes presentes no hemograma (BARROS, 2009; FLUMINCELLI, 2011).

A observação do aspecto da urina é importante, pois infecções de foco urinário podem ser relacionadas com sinais de piúria (urina com aspecto purulento), retenção urinária e dor ao urinar (disúria) (MORTON, 2010; HINKLE, 2022). A identificação destes sinais podem preceder os sinais de SIRS e a capacidade do enfermeiro em reconhecê-los pode evitar o surgimento da septicemia (SEPSE). A SEPSE é uma síndrome em que ocorre um quadro de SIRS adicionado a colonização por algum micro-organismo, como, por exemplo, bactérias, vírus, protozoários ou outro micro-organismo (BARROS, 2009; FLUMINCELLI, 2011).

ANÁLISE DO CASO CLÍNICO OBSTRUÇÃO RENAL

Paciente vitima de politrauma (moto x carro), em que o mesmo foi arremessado a 10 metros do ponto de colisão. Chegou ao serviço de saúde, mantendo sedação, IOT+VM e com sinais de choque (hipocorado, com mucosas desidratadas, hipotensão e taquicardia) em uso de DVA (noradrenalina). Pacientes que sofrem trauma, rotineiramente são direcionados para a realização de TC sequências de corpo todo (crânio, tórax, abdome, pelve entre outras), assim como foi realizado com o objetivo de se identificar fraturas e lesões desconhecidas.

A manutenção da sedação em um paciente em choque é um desafio, visto que, em doses elevadas, vários medicamentos desta classe, apresentam como principal efeito adverso a hipotensão. Sendo assim, o equilíbrio entre a sedação, que garante uma boa ventilação mecânica, e as DVA, que mantêm o equilíbrio hemodinâmico, garantira a progressão do quadro em direção à recuperação.

Apesar de não terem sido observadas alterações cranianas, foi evidenciada fratura de arcos costais assim como presença de líquido ecogênico em bexiga. O paciente foi encaminhado para a UTI, portando SVD, porém com extravasamento de urina pela uretra enquanto observamos ausência de diurese pelo dispositivo vesical.

A presença de sangue no globo vesical e na extensão do dispositivo urinário pode configurar a obstrução para a passagem da urina, configurando um quadro de LRA pós-renal.

Realizado troca de dispositivo para uma SVD de maior calibre e com 3 vias para realização de lavagem de globo vesical. A irrigação vesical é indicada em situações que há suspeita de obstrução e os sinais de hematúria, podem representar o motivo pelo quadro de choque do paciente. Encaminhado para o CC onde foi realizado hemostasia para controle do sangramento e desobstrução das vias urinárias visando o retorno da FG para níveis adequados.

DIAGNÓSTICO DE ENFERMAGEM

Os diagnósticos aplicados para o caso clínico em questão foram elaborados com base nos diagnósticos de enfermagem da NANDA 2021-2023 (NANDA, 2021).

- **Diagnóstico – Risco de desequilíbrio eletrolítico**

    Definição – Suscetibilidade a mudanças nos níveis de eletrólitos séricos, que pode comprometer a saúde.
    Fatores de risco – Volume de líquidos excessivos.
    Condição associada – Disfunção renal.

- **Diagnóstico – Risco de volume de líquidos deficientes**

    Definição – Suscetibilidade a vivenciar diminuição do volume de líquido intravascular, intersticial e/ou intracelular, que pode comprometer a saúde.
    População de risco – Indivíduos com condições internas afetando a necessidade de líquidos.

Condição associada – Desvios afetando eliminação de líquidos (obstrução vesical).

- **Diagnóstico – Risco de volume de líquido desequilibrado**

    Definição – Suscetibilidade a diminuição, aumento ou rápida mudança de uma localização para outra do líquido intravascular, intersticial e/ou intracelular, que pode comprometer a saúde.
    Condição associada – Desvios afetando eliminação de líquidos (obstrução vesical).

- **Diagnóstico – Troca de gases prejudicada**

    Definição – Excesso ou déficit na oxigenação e/ou na eliminação de dióxido de carbono.
    Característica definidora – Profundidade respiratória alterada (relacionada a fratura de arcos costais).
    Fatores relacionados – Padrão respiratório ineficaz.

- **Diagnóstico – Débito Cardíaco diminuído**

    Definição – Volume de Sangue bombeado pelo coração inadequado para atender as demandas metabólicas do organismo.
    Características definidoras – Pressão arterial alterada.
    Condição associada – Pós-carga alterada (redução da pressão arterial).

- **Diagnóstico – Perfusão tissular periférica ineficaz**

    Definição – Redução da circulação sanguínea para a periferia, que pode comprometer a saúde.
    Característica definidora – Edema e pressão arterial nas extremidades diminuídas.
    Condição associada – Trauma.

- **Diagnóstico – Risco de Sangramento**
  Definição – Suscetibilidade a redução no volume de sangue, que pode comprometer a saúde.
  Condição associada – Trauma.

- **Diagnóstico – Risco de aspiração**
  Definição – Suscetibilidade à entrada de secreções gastrintestinais, secreções orofaríngeas, sólidos ou líquidos nas vias traqueobrônquicas que pode comprometer a saúde.
  Fatores de risco – Desobstrução ineficaz das vias aéreas.
  Condição associada – Nível de consciência diminuído, IOT+VM.

REFERÊNCIAS

BARROS, ALBA. et al. Anamnese e exame físico: avaliação diagnóstico de enfermagem no adulto. 2ª edição. Artmed, 2009.

DIAGNÓSTICO DE ENFERMAGEM DA NANDA: DEFINIÇÕES E CLASSIFICAÇÃO 2021-2023. 12ª edição. Artmed, 2021.

FUMINCELLI, L. MAZZO, A. DA SILVA, AST. PEREIRA, BJC. MENDES, IAC. Produção científica sobre eliminações urinárias em periódicos de enfermagem brasileiros. Acta paulista de enfermagem. Brasil, edição 24, 2011.

HINKLE, JL. CHEEVER, KH. Tratado de enfermagem médico-cirúrgica. 14ª edição. Guanabara Koogan, (12 maio 2022).

MONTEIRO, PGM. CARRILHO, P. Uropatia e nefropatia obstrutivas – revisão de conceitos fisiopatológicos. Acta urológica, 2006. Disponível em: file:///C:/Users/LFUTIA/Downloads/urop-nefro-obs.pdf. Acesso: 10/11/2022.

MORTON, PG. Cuidados críticos de enfermagem: Uma abordagem holística. 9ª edição. Guanabara Koogan, 2010.

SOARES, LADB. ANDRADE, AF. FIGUEIREDO, BQ. NOGUEIRA, EC. SILVA GQN. OLIVEIRA, NSS. Main morphofunctional alterations of the human urinary tract: an integrative literature review. Research, sciety and development. Brasil, volume 11, fascículo 7, maio de 2022.

CAPÍTULO 20 – SEPSE DE FOCO URINÁRIO

CASO CLÍNICO – SEPSE DE FOCO URINÁRIO

Paciente FSA, 39 anos, sexo feminino, portadora de sequela neurológica (tetraplegia) resultado de acidente automobilístico há 20 anos com fratura de corpo vertebral (cervical) e secção medular. Realizado histórico com mãe da paciente que relatou queda no estado geral (últimas 24 horas), hipertermia de repetição (2 semanas), inapetência e redução no débito urinário. Afirma ainda que a paciente necessita de sondagens vesicais de alívio (a cada 6 horas) devido ao esvaziamento vesical inadequado. Questionada sobre o procedimento de sondagem vesical, a mesma afirma que apenas lava a mão com água e sabão antes de realizar a sondagem. Na entrada no serviço de pronto atendimento, apresenta ao exame físico rebaixamento no nível de consciência com Glasgow de 12, (abertura ocular aos chamados verbais [3], localizando estímulos dolorosos [5] e confusa quanto ao tempo e espaço [4]). Taquicardia (FC=114bpm), hipotensa (PA = 80x60mmHg), taquipneica (FR=21rpm) e hipertermia (39.1ºC). Abdome distendido e doloroso a palpação em região hipogástrica. Aberto protocolo de sepse (de foco urinário), realizado coleta de 1 par de hemocultura, urocultura através da sondagem vesical de alívio (piúria e odor fétido) e exames laboratoriais. Administrado 1g de Rocefin e 1.000ml de ringer lactato. Exames laboratoriais com resultados preliminares mostrando leucocitose (16.000 células/mm3, com 12% de bastões), hemoglobina – 9,6g/dl, creatinina – 1,6mg/dl, ureia – 150mg/dl, PCR – 7,5mg/dl e gasometria arterial, com lactato – 85mg/dl. Segue hipotensa de forma refratária a reposição volêmica, realizado punção de cateter venoso central em jugular direita (CVCJD) e iniciado noradrenalina (0,5ug/kg/min). Realizada passagem de sonda vesical de demora com débito urinário presente e com sinais de piúria. Encaminhado para UTI, onde apresenta rebaixamento do nível de consciência com Glasgow de 9, (abertura ocular aos estímulos dolorosos [2], localizando estímulos dolorosos [5] e apresentando palavras desconexas [3]), piora do perfil gasométrico (lactato – 105mg/dl e PaCO2 – 55mmHg). Realizado IOT e iniciado VM em modalidade controlada a pressão, apresentando fração de oxigênio (FiO$_2$) de 50%, pressão expiratória final (PEEP) de 7 e frequência respiratória (FR) de 18rpm. Sedada com propofol a 30ug/kg/min e Dormonid 2,5mg/kg/hr, com RASS de -5. Perfil hemodinâmico em piora apresentando PA = 80X55mmHg, em uso de noradrenalina (1,2ug/kg/min). Novos exames laboratoriais apresentaram leucócitos – 21.000 células/mm3, com 12% de bastões, hemoglobina – 9,6g/dl, creatinina – 1,8mg/dl, ureia – 130mg/dl e PCR – 10mg/dl. Resultado de hemocultura negativo e urocultura com crescimento bacteriano de Escherichia coli. Realizada alteração do antibiótico para gentamicina e levofloxacino por 14 dias. Devido à piora da função renal, realizada passagem de cateter de Shilley em veia jugular esquerda para realização de hemodiálise intermitente (a cada 48 horas). Após 48 horas de antibiótico e uma sessão de hemodiálise, paciente segue sedado com propofol a 30ug/kg/min e Dormonid 2,5mg/kg/hr, com RASS de -5 em IOT+VM, com melhora dos valores laboratoriais (leucócitos – 17.000 células/mm3, com 8% de bastões, hemoglobina – 10g/dl, creatinina – 1,5mg/dl, ureia – 90mg/dl, PCR – 8,5mg/dl, lactato arterial de 70mg/dl). Segue hemodinamicamente estável, em uso de noradrenalina (1ug/kg/min). Após 5 dias do início da terapia antimicrobiana, paciente segue sedado com propofol a 30ug/kg/min e Dormonid 2,5mg/kg/hr, com RASS de -5 em IOT+VM, com melhora dos marcadores inflamatórios (leucócitos – 9.000 células/mm3, sem desvio e PCR – 4mg/dl), creatinina – 1,4mg/dl e ureia – 85mg/dl, mantendo hemodiálise intermitente. Apresenta também melhora do perfil hemodinâmico, mantendo PA = 110X85mmHg em uso de noradrenalina a 0,1ug/kg/min. Após 7 dias do início do tratamento antimicrobiano, paciente segue sedado com propofol a 30ug/kg/min e Dormonid 2,5mg/kg/hr, com RASS de -5 em IOT+VM, normotenso sem necessidade de DVA e redução dos valores séricos de creatinina – 1,0mg/dl e ureia – 55mg/dl. Realizado início de desmame neurológico, ventilatório e suspensão momentânea da hemodiálise.

FISIOPATOLOGIA DA SEPSE DE FOCO URINÁRIO

Para que possamos entender a sepse, é necessária a discussão de alguns conceitos básicos como a infecção, bacteremia e a síndrome da resposta inflamatória sistêmica (SIRS). A infecção se trata de uma resposta inflamatória na presença de um micro-organismo em alguma parte do organismo. Por outro lado, a bacteremia se trata da presença de bactérias viáveis na corrente sanguínea. A SIRS, por sua vez, é uma resposta inflamatória sistêmica, caracterizada por: (1) Hipertermia (temperatura > 38° C) ou hipotermia (temperatura < 36° C), (2) taquicardia (FC > 90 batimentos/min), (3) taquipneia (FR > 20 movimentos/min) ou hipocapnia (PaCO2 < 32 mmHg), (4) leucocitose (leucócitos > 12.000 células/mm3), leucopenia (leucócitos < 4.000 células/ mm3) e/ou > 10% de formas bastonetes presentes no hemograma. A identificação de ao menos dois sinais, descritos acima é suficiente para confirmar a presença da SIRS, que adicionalmente em caso da presença de um micro-organismo temos um quadro de sepse (HINKLE, 2022; BORGES, 2020).

A sepse por sua vez pode ser classificada em sepse grave, choque séptico e disfunção de múltiplos órgãos (SDMO). A sepse grave é caracterizada pela presença de disfunções orgânicas associadas, e que podem ser identificadas através de sinais clínicos como hipotensão e oligúria. O choque séptico, por sua vez, está relacionado com um quadro de hipotensão refratária a ressuscitação volêmica. Por fim o SDMO ocorre, quando em resposta à associação da infecção, acompanhado da hipoperfusão tissular sistêmica (choque distributivo), tornando a sobrevivência do paciente dependente de um suporte de vida avançado (HINKLE, 2022; BORGES, 2020).

Tendo em vista que já definimos a sequência de eventos que partem de um processo inflamatório simples até o desenvolvimento da SDMO, é importante abordarmos neste momento os mecanismos celulares que compõem estes processos. A infecção pode ser causada pela presença de diversos micro-organismos e apesar de as bactérias serem as mais prevalentes nesses casos, vírus, protozoários e fungos também podem disparar o processo infeccioso. Este processo se inicia com a presença do micro-organismo capaz de liberar compostos, denominados endotoxinas, que iniciam a cascata de sinalização inflamatória. Em caso de bactérias gram positivas há a liberação de ácido teicoico, enquanto que em caso de bactérias gram negativas há a liberação de lipopolissacarídeo (LPS) (HINKLE, 2022; BORGES, 2020).

As endotoxinas são capazes de ativar células fagocíticas, como os macrófagos residentes, responsáveis pela internalização do micro-organismo em seu citoplasma e posterior exposição a compostos enzimáticos resultando na degradação do invasor. No entanto, este processo é energeticamente custoso a célula, e está associado a uma maior produção de espécies reativas de oxigênio (ERO) (MORTON, 2010; CAMARGOS, 2018). Além da produção de ERO, estas células produzem citocinas pró-inflamatórias como o fator de necrose tumoral alfa (TNF-alfa), interleucina 1 (IL-1), interleucina 6 (IL-6) e interleucina 8 (IL-8). Estes compostos atuam sobre as células endoteliais resultando na produção de tromboplastina, fator ativador plaquetário, citocinas pró-inflamatórias, óxido nítrico (NO) e moléculas de adesão. A tromboplastina e o fator ativador plaquetário atuam como pró-coagulantes, evitando o extravasamento sanguíneo em caso de lesão venosa. Adicionalmente, as citocinas pró-inflamatórias, o NO e moléculas de adesão favorecem a vasodilatação e o aumento da permeabilidade vascular facilitando a migração de células imunes através de mecanismos como a diapedese. A diapedese é definida pela passagem de uma ou mais células imunológicas por entre as células endoteliais que estão situadas o local exato da resposta inflamatória devido à sinalização dos compostos descritos acima (MORTON, 2010; CAMARGOS, 2018).

A sepse é uma condição que apesar de ser local, pode apresentar múltiplos sítios infecciosos, como, por exemplo, foco urinário, pulmonar, abdominal entre outros. No entanto, os efeitos apresentados são de caráter sistêmico, devido ao quadro de choque distributivo associado à sepse. O choque distributivo é definido pela redução do volume vascular (hipovolemia) em resposta a uma diminuição da resistência periférica, associado a um aumento da permeabilidade vascular. O aumento da permeabilidade vascular favorece a passagem de líquido do espaço intravascular para o intersticial, causando edema e redução adicional do volume circulante (MORTON, 2010; CAMARGOS, 2018).

Entre os órgãos mais afetados por estes mecanismos estão o SNC, sistema cardiovascular, pulmonar, renal, TGI, e hemático. O SNC, responde ao quadro de sepse com o surgimento da polineuropatia, que está associada a paresia, em resposta a degeneração axonal de fibras motoras. O sistema cardiovascular é afetado através da redução da volemia, em resposta ao choque distributivo, o que resulta em um quadro de taquicardia para compensar a redução do volume sistólico (MORTON, 2010; CAMARGOS, 2018). A associação entre a redução da volemia com o aumento do trabalho cardíaco pode resultar no aumento da massa ventricular (hipertrofia ventricular) e consequentemente diminuição da fração de ejeção do ventrículo esquerdo (FEVE). As principais disfunções pulmonares envolvem o espessamento da barreira alvéolo-capilar, em resposta ao edema formado no tecido com consequente redução da hematopoiese. O edema pulmonar além de prejudicar a troca gasosa também diminui a complacência pulmonar, reduzindo o volume corrente pulmonar. O quadro pulmonar pode ser classificado em duas fases, uma inicial com baixo infiltrado celular associado a uma razão VQ entre 200 e 300 e outra avançada, com aumento significativo do infiltrado celular e razão V/Q abaixo de 200 (HINKLE, 2022; BORGES, 2020).

A disfunção renal ocorre através do desenvolvimento de IRA, em resposta a hipoperfusão do parênquima, provocando lesão tubular, associado à redução na FG, oligúria e aumento nos níveis de creatinina. O quadro de IRA pode prejudicar a produção renal de eritropoetina e com isso reduzir a hematopoiese, resultando em um quadro de anemia. Assim como o sistema renal, o TGI também sofre com a hipoperfusão causada pela hipovolemia, o que causa lesão intestinal, resultando no aumento da permeabilidade e da absorção de bactérias, favorecendo o processo de bacteremia. Por fim o sistema hematológico responde a esta condição através do aumento da produção e liberação de leucócitos pela medula óssea (leucocitose). A leucocitose é acompanhada pela presença de células imaturas (bastonetes), em quantidades maiores que 10% das células produzidas estão associados a uma resposta inflamatória deficiente (HINKLE, 2022; BORGES, 2020).

TRATAMENTO DA SEPSE DE FOCO URINÁRIO E O PAPEL DO ENFERMEIRO

No momento em que se identifica o quadro clínico de sepse, inicia-se o tratamento que se divide em dois períodos, o de ressuscitação e o de manutenção. O período de ressuscitação envolve a identificação do micro-organismo invasor através da coleta de culturas (hemocultura, urocultura, cultura de secreções, lesões, líquido cefalorraquidiano entre outros), administração de antibioticoterapia de amplo espectro e expansão volêmica (SOUSA, 2018). A expansão volêmica pode ser realizada através da administração de solução cristaloide (solução fisiológica com NaCl 0,9% e/ou ringer lactato), coloides (solução de albumina) ou uso de drogas vasoativas (DVA)(como, por exemplo, noradrenalina e dopamina). O uso de corticosteroides e transfusão sanguínea se for necessário também podem ser aplicados em caso de resposta inflamatória disseminada e anemia respectivamente (BARROS, 2009; BOECHAT, 2010).

O enfermeiro deverá atuar sobre o período de ressuscitação, através do gerenciamento da coleta dos pares de hemocultura, podendo ser de dois sítios periféricos, ou então um par coletado periférico e outro de um dispositivo venoso de longa permanecia. Esta distinção ocorre devido ao risco de o dispositivo venoso ser o causador da infecção. Importante destacar que cateter venoso periférico não é incluído nesta regra por sua curta permanecia (rotineiramente até 96 horas). Após a coleta de culturas o enfermeiro deverá garantir que a primeira dose do antibiótico seja administrada em até 1 hora da definição do quadro de sepse. Além da hemocultura é de responsabilidade do enfermeiro a coleta de urocultura (cultura de urina). Em caso de pacientes em uso de sonda vesical de demora (SVD), o enfermeiro deverá clampear o dispositivo por cerca de 40 minutos e então realizar a coleta sem quebras de barreira estéreis (BARROS, 2009; BOECHAT, 2010). Caso o paciente seja consciente e orientado e seja possível a autocoleta, o enfermeiro deverá orientar o paciente a urinar diretamente no tubo de coleta evitando contato com o interior do tubo e com o material (urina). Caso o paciente não seja capaz de realizar a coleta de sua própria urina, o enfermeiro deverá optar pela sondagem de alívio garantindo sempre que a coleta seja realizada de forma estéril. Outras formas de coleta de materiais para cultura são de responsabilidades de diferentes profissionais como no caso fisioterapeutas e médicos (SOUSA, 2018). Os fisioterapeutas são responsáveis pela coleta de secreções traqueias enquanto que os médicos são responsáveis pela coleta de cultura do líquido cefalorraquidiano ou em caso da necessidade de punção de alguma cavidade corporal (tórax, abdome entre outros) (BARROS, 2009; BOECHAT, 2010).

A monitorização hemodinâmica é de vital importância, pois o paciente poderá apresentar queda da resistência periférica devido à vasodilatação sistêmica, resultado da resposta inflamatória disseminada. O enfermeiro deverá atentar-se para a solução de escolha para a expansão volêmica do paciente, pois em caso de uso de ringer lactato, pode resultar aumento adicional dos níveis séricos de lactato piorando o quadro de acidose (SOUSA, 2018). Por ouro lado a aplicação de soluções coloides como a albumina, além de possuir alto custo pode predispor distúrbios de coagulação, resposta alérgica e até o desenvolvimento de insuficiência renal aguda (IRA). Senso assim o uso de solução fisiológica com NaCl a 0,9% é a melhor escolha para estes casos (BARROS, 2009; BOECHAT, 2010).

Caso o paciente apresente refratariedade à expansão volêmica, mantendo uma pressão arterial sistólica (PAS) menor que 90mmHg ou uma pressão arterial média (PAM) menor que 65mmHg será necessário a administração de DVA como a noradrenalina e a dopamina. A noradrenalina aumenta a PA devido a ação sobre os vasos sanguíneos induzindo vasoconstrição sem efeito significativo sobre a FC (SOUSA, 2018). Por outro lado, a administração de dopamina atua aumentando a PA por induzir vasoconstrição, aumento da atividade cronotrópica (aumento da FC) e da atividade ionotrópica (aumento da força de contração do músculo cardíaco). Além da expansão volêmica, a diminuição da vasodilatação sistêmica é importante para restaurar a PA. O uso de corticoides é aplicado com esse objetivo e atua atenuando a resposta inflamatória, aumentando a resistência vascular periférica e resgatando a PA (BARROS, 2009; BOECHAT, 2010).

Após o período de ressuscitação, temos o período de manutenção, neste momento do tratamento, os objetivos são manter a via respiratória pérvia, o que pode exigir a implantação de um TOT e início da VM. Nestes casos, o enfermeiro deverá controlar uma série de variáveis adicionais como uso de sedativos, analgésicos e bloqueadores neuromusculares, controle glicêmico, prevenção de lesão por pressão (UPP) entre outros (BARROS, 2009; BOECHAT, 2010).

Em caso do paciente ser mantido em IOT+VM, muitas vezes é necessário o uso de sedativos. Neste caso o enfermeiro devera avaliar frequentemente o nível de consciência, através da aplicação de RASS (Tabela 2). A avaliação do nível de consciência também pode ser realizada através da monitorização do índice bispectral (BIS) que mede o componente hipnótico da sedação e da anestesia. A sedação adequada é atingida quando se mede níveis de BIS entre 40 e 60 (BARROS, 2009; BOECHAT, 2010).

Para se evitar a broncoaspiração e o desenvolvimento da pneumonia associada a ventilação mecânica (PAV), o enfermeiro deverá manter as vias aéreas permeáveis, realizando aspiração endotraqueal, decúbito elevado entre 30 e 45º, além de atentar-se para ruídos ventilatórios que podem indicar que o cuff não esteja insuflado. Em caso de o paciente receber dieta enteral, por sonda nasoenteral (SNE), o enfermeiro devera observar sinais de distensão abdominal que pode indicar uma infusão inadvertidamente alta (BARROS, 2009; BOECHAT, 2010).

O enfermeiro deverá manter os níveis glicêmicos abaixo de 150mg/dl, resgatando estes valores com a suplementação com insulina. A aferição glicêmica deverá ser realizada a cada hora podendo ser aumentada intervalada para 2 a 3 horas, dependendo dos valores obtidos. O aporte calórico deverá ser mantido, por via oral ou via sonda nasoenteral a uma taxa de 500 kcal/dia ou de acordo com a tolerância do paciente (BARROS, 2009; BOECHAT, 2010).

Adicionalmente o enfermeiro deverá direcionar o cuidado a fim de evitar o surgimento de condições que acompanham o paciente exposto a longos períodos acamados. Complicações como o desenvolvimento de trombose venosa profunda (TVP) e úlcera por pressão são evitados através de medidas profiláticas para TVP (heparina, meia compressiva e compressor pneumático) e realização de mudança de decúbito e proteção de proeminências ósseas respectivamente (BARROS, 2009; BOECHAT, 2010).

ANÁLISE DO CASO CLÍNICO SEPSE DE FOCO URINÁRIO

Paciente apresenta histórico de tetraplegia, resultado de acidente automobilístico, com desenvolvimento de bexiga neurogênica e episódios de retenção urinária. Familiar (mãe), responsável pelos cuidados, realiza a sondagem vesical de alívio 3x ao dia. De acordo com relatos da mãe, o procedimento apresenta diversas quebras de barreiras estéreis. A história clínica indica que o paciente apresenta dois fatores que podem predispor ao desenvolvimento de um quadro infeccioso, como a retenção urinária e a sondagem de alívio realizada de forma não estéril.

Paciente com relato de hipertermia durante 2 semanas, e piora nas 24 horas associado a sonolência e inapetência. Durante a chegada ao serviço demonstrou sinais de sepse (taquicardia, hipotensão, taquipneia e hipertermia), sendo aberto protocolo de sepse com a coleta de culturas e início de antibiótico de largo espectro até identificação do micro-organismo.

Passou-se então para o resgate volêmico com cristaloide (ringer lactato), no entanto, sem resposta, sendo assim, foi puncionado um CVC e administrado DVA (noradrenalina). A refratariedade ao resgate volêmico foi relacionado à presença do aumento da permeabilidade vascular em resposta a uma reação inflamatória intensa.

O aumento dos marcadores inflamatórios, acompanhado por uma piora hemodinâmica, demonstrou sinais de reversão após o resultado positivo da urocultura e posterior antibiograma.

A infecção no parênquima renal, assim como o choque envolvido no processo infeccioso, reduz a perfusão ao parênquima, resultando na redução da FG. No entanto, a identificação do micro-organismo, assim como a manutenção da perfusão periférica com o uso de DVA garantiu a filtração renal em níveis minimamente adequados para não causar o colapso renal no primeiro momento, evoluindo com piora da função renal até alcançar a necessidade da terapia de substituição renal.

Após 48 horas do início da nova terapia antimicrobiana, a paciente apresentou melhora dos marcadores inflamatórios e do padrão hemodinâmico com redução na dose de noradrenalina. Seguindo com a melhora do quadro infeccioso, houve a possibilidade do desmame da sedação, da ventilação, melhora do perfil hemodinâmico e suspensão da hemodiálise.

DIAGNÓSTICO DE ENFERMAGEM

Os diagnósticos aplicados para o caso clínico em questão foram elaborados com base nos diagnósticos de enfermagem da NANDA 2021-2023 (NANDA, 2021).

- **Diagnóstico – Nutrição desequilibrada – menor que as necessidades corporais**

  Definição – Ingestão de nutrientes insuficiente para satisfazer as necessidades metabólicas.

  Característica definidora – Ingestão de alimentos menor que a ingestão diária recomendada.

- **Diagnóstico – Risco de desequilíbrio eletrolítico**

  Definição – Suscetibilidade a mudanças nos níveis de eletrólitos séricos, que pode comprometer a saúde.

  Fatores de risco – Volume de líquidos excessivos (redução do volume urinário).

  Condição associada – Disfunção renal.

- **Diagnóstico – Risco de volume de líquido desequilibrado**

  Definição – Suscetibilidade a diminuição, aumento ou rápida mudança de uma localização para outra do líquido intravascular, intersticial e/ou intracelular, que pode comprometer a saúde.

  Condição associada – Desvios afetando eliminação de líquidos (redução da TFG causado pela infecção do parênquima renal).

- **Diagnóstico – Débito Cardíaco diminuído**

  Definição – Volume de Sangue bombeado pelo coração inadequado para atender as demandas metabólicas do organismo.

  Características definidoras – Pressão arterial alterada e taquicardia.

  Condição associada – Pós-carga alterada (redução da pressão arterial) e frequência cardíaca alterada (taquicardia).

- **Diagnóstico – Padrão respiratório ineficaz**

   Definição – Inspiração e/ou expiração que não proporciona ventilação adequada.

   Característica definidora – Hipercapnia ($PaCO_2$ = 55mmHg).

   Condição associada – prejuízo neurológico (relacionado ao rebaixamento do nível de consciência).

- **Diagnóstico – Ventilação espontânea prejudicada**

   Definição Incapacidade de iniciar e/ou manter respiração independente que seja adequada para a sustentação da vida.

   Característica definidora – Cooperação diminuída (rebaixamento do nível de consciência), pressão parcial de dióxido de carbono aumentada (55mmHg) e taxa metabólica aumentada (quadro de sepse).

- **Diagnóstico – Risco de aspiração**

   Definição – Suscetibilidade à entrada de secreções gastrintestinais, secreções orofaríngeas, sólidos ou líquidos nas vias traqueobrônquicas que pode comprometer a saúde.

   Fatores de risco – Desobstrução ineficaz das vias aéreas.

   Condição associada – Nível de consciência diminuído, IOT+VM.

- **Diagnóstico – Hipertermia**

   Definição – Temperatura corporal central acima dos parâmetros diurnos normais devido a falha na termorregulação.

   Característica definidora – Taquicardia.

   Condição associada – Infecção, taxa metabólica aumentada e estado de saúde prejudicado.

- **Diagnóstico – Confusão aguda**

   Definição – Transtornos de consciência, atenção, cognição e percepção reversíveis, que surgem em um período de tempo breve, com duração inferior a 3 meses.

Característica definidora – Disfunção cognitiva (rebaixamento do nível de consciência).
Condição associada – Infecção e nível de consciência diminuído.

REFERÊNCIAS

BARROS, ALBA. et al. Anamnese e exame físico: avaliação diagnóstico de enfermagem no adulto. 2ª edição. Artmed, 2009.

BOECHAT, AL. BOECHAT, NO. Sepse: diagnóstico e tratamento. Revista brasileira de clínica médica, 2010. Disponível em: file:///C:/Users/LFUTIA/Downloads/010.pdf. Acesso: 11/11/2022.

BORGES, ACN. COSTA, AL. BEZERRA, JB. ARAÚJO, DS. SOARES, MAA. GONÇALVES, JNA. RODRIGUES, DTS. OLIVEIRA, EHS. LUZ, LE. SILVA, TR. SILVA, LGS. Epidemiology and pathophysiology of sepsis: an review. Research, society and delopment, volume 9, fascículo 2, 2020.

CAMARGOS, TS. MIGOTO, MT. SILVA, AC. Infecção hospitalar de foco urinário: uma revisão integrativa. Revista gestão e saúde. Brasil, edição 19, fascículo 1, páginas 104-116, 2018.

DIAGNÓSTICO DE ENFERMAGEM DA NANDA: DEFINIÇÕES E CLASSIFICAÇÃO 2021-2023. 12ª edição. Artmed, 2021.

HINKLE, JL. CHEEVER, KH. Tratado de enfermagem médico-cirúrgica. 14ª edição. Guanabara Koogan, (12 maio 2022).

MORTON, PG. Cuidados críticos de enfermagem: Uma abordagem holística. 9ª edição. Guanabara Koogan, 2010.

SOUSA, MST. FERREIRA, FS. MORAIS E SILVA, NR. SOARES, NS. DA SILVA, LM. MORAIS, AP. Assistência de enfermagem a pacientes com sepse na unidade de terapia intensiva: uma revisão da literatura. Revista eletrônica acervo saúde. Brasil, volume 13, páginas 1.458-1.463, 2018.

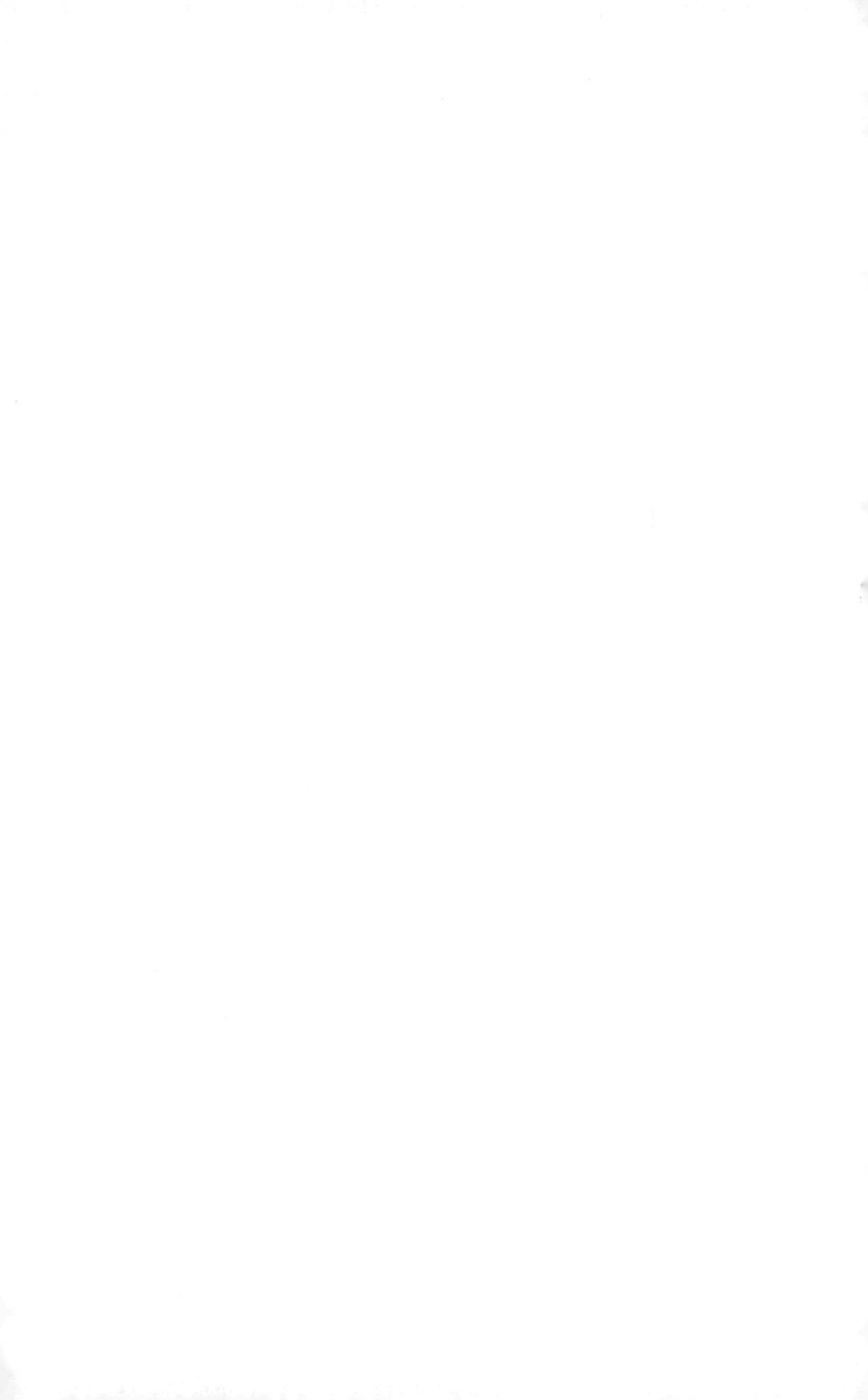